临床医师诊疗丛书

风湿病诊疗指南

第3版

主　编　胡绍先

科学出版社
北　京

内 容 简 介

本书介绍了风湿性疾病的实验室检查、影像学检查和关节穿刺术等，重点介绍常见风湿性疾病的病因、临床特征、诊断、鉴别诊断和治疗方法。附录中还介绍了风湿性疾病的病史采集、临床检验参考值、疾病分类标准和常用药物，以便于查找。

本书内容翔实、查阅方便，实用性强，可供风湿科临床医师、本专科医学生、临床研究生、进修医师参考使用。

图书在版编目(CIP)数据

风湿病诊疗指南／胡绍先主编. —3版. —北京：科学出版社，2013

(临床医师诊疗丛书/陈安民，徐永健总主编)

ISBN 978-7-03-037324-3

Ⅰ. 风… Ⅱ. 胡… Ⅲ. 风湿性疾病-诊疗-指南 Ⅳ. R593.21-62

中国版本图书馆CIP数据核字(2013)第078496号

责任编辑：戚东桂／责任校对：张小霞

责任印制：赵 博／封面设计：范璧合

版权所有，违者必究。未经本社许可，数字图书馆不得使用

科学出版社 出版

北京东黄城根北街16号

邮政编码：100717

http://www.sciencep.com

北京中石油彩色印刷有限责任公司印刷

科学出版社发行 各地新华书店经销

*

1999年7月第 一 版 开本：787×960 1/32

2013年4月第 三 版 印张：7 1/4

2025年9月第十八次印刷 字数：187 000

定价：36.00元

(如有印装质量问题，我社负责调换)

《临床医师诊疗丛书》
编委会

名誉总主编 夏穗生 黄光英

总 主 编 陈安民 徐永健

编 委 (按姓氏笔画排序)

于世英	马 丁	马净植
王 伟	王国平	邓又斌
叶章群	田玉科	田德安
付向宁	白祥军	冯杰雄
朱小华	刘光辉	齐俊英
孙自镛	杜 光	李 锋
李树生	李慎秋	余学锋
汪 晖	汪道文	张 虹
张存泰	陆付耳	陈孝平
罗小平	周剑峰	赵建平
胡绍先	姚 颖	徐 钢
郭铁成	唐锦辉	崔永华
雷 霆	廖家智	漆剑频
熊 薇	魏 晴	魏 翔

《风湿病诊疗指南》
(第3版)编写人员

主　编　胡绍先

编　者　(按姓氏汉语拼音排序)

于　飞　叶　丛　李守新

余毅恺　沈桂芬　张胜桃

胡绍先　俞　莺　凃　巍

董凌莉　雷小妹

《临床医师诊疗丛书》第3版前言

《临床医师诊疗丛书》于1999年第一次出版，共32个分册；2005年经过修订增至35个分册。本丛书出版至今，大部分分册累积印数均上万册，获得各方好评，深入人心。

随着近年来医学科学飞速发展，临床上新理论、新技术和新方法不断出现，第2版中的内容已显陈旧，难以全面反映学科发展水平和当前临床现状。因此，根据客观形势的变化情况对本书加以修订补充，既是时代迅猛发展的迫切要求，也是学科逐步完善的必经步骤。

此次修订保持了前两版的编写风格，仍是在反映学科最新进展的基础上，侧重疾病的诊断与治疗，坚持“使用方便”的原则。我们对35个分册进行了全面的修改，重点突出临床实践部分以及近几年来疾病诊断与治疗的一些新理论、新技术和新方法（特别是国内外新的诊断与治疗标准的介绍和医学名词的更新）。另外，本次改版新增《重症医学临床诊疗指南》、《医院感染预防与控制指南》、《过敏性疾病诊疗指南》、《临床输血指南》、《临床营养指南》、《创伤外科临床诊疗指南》6个分册，根据学科发展将原《胸心外科疾病诊疗指南》细分为《心血管外科疾病诊疗指南》和《胸外科疾病诊疗指南》，共计42个分册。此次改版还增加了线条图、流程图、影像图和表格等，便于读者理解和记忆。

本书十余年来一直受到医学界同仁的广泛支持和帮助，我们再次深表感谢；同时也恳请大家继续关注和喜爱《临床医师诊疗丛书》第3版，并提出宝贵意见，以便我们持续改进。编委会对科学出版社的精心编辑表示衷心感谢。

陈安民　徐永健
华中科技大学同济医学院附属同济医院
2013年4月

《临床医师诊疗丛书》第2版前言

《临床医师诊疗丛书》1999年出版了第1版，共32个分册，本次对32个分册进行了全面的修改，另外增加了《老年疾病诊疗指南》、《临床病理诊断指南》、《临床护理指南》3个分册。第2版共35个分册，保持了第一版的编写风格，重在临床“使用方便”四字。本次修改过程中，突出了近几年来疾病诊断与治疗的一些新理论、新技术、新方法。

本书自出版以来，受到了广大读者的欢迎。各个分册都进行了重印，不少分册多次重印。我们感谢大家对本书的厚爱，同时也恳求广大读者再次提出宝贵意见，以便再版时修正。编委会对原总主编夏穗生、黄光英、张良华三位教授对本丛书第1版所做出的贡献，对科学出版社的精心编辑一并表示感谢。

陈安民　徐永健

华中科技大学同济医学院附属同济医院

2005年5月

《临床医师诊疗丛书》第1版前言

临床医学参考书籍可谓浩如烟海。从大型的学术专著到简明的临床应用手册，内容和形式层出不穷。然而对大多数工作在临床一线的中青年医师来说，尚缺一类便携式专科参考书。这类书在内容上应介乎前述两类参考书之间，既不像大型学术专著那样从基础到临床，庞杂繁复，查阅不便，又不至于像综合性的临床手册过于简单，不能满足临床诊断治疗细则的需要。有鉴于此，我们组织各临床专业科室的专家编撰了这套《临床医师诊疗丛书》。

同济医科大学建校已近百年，一直是国家卫生部直属重点高等医科院校。同济医院是同济医科大学的附属医院，为卫生部第一批评定的三级甲等医院，也是全国文明窗口十家示范医院之一。我们编撰这套《临床医师诊疗丛书》是以这所综合性大型教学医院多年来不断修订的临床诊疗常规为依据，博采各临床专业专家学者们的经验及心得，集临床医学精髓之大成，以现代性、实用性为特色，面向临床一线专业医师和技术人员。

全书由32个分册组成，包括26个临床医学二、三级专业学科和6个临床诊疗辅助专业分册。各分册结合综合性医院的诊疗常规，自临床的一般性问题到专科性疾病，从病因、病理至诊断、治疗，从常用的诊疗技术到高新专科手术及疗法，层次分明地予以阐述，重点在于实用性强的临床诊断、鉴别诊断及治疗方式、方法。

我们的目的及愿望是既为综合性大型医院提供一套全面系统的诊疗常规参考书，又能为临床主治医师、住院医师、研究生、实习医师奉献一套“新、全、实用”的“口袋”书。

全书编写历经一年，全体参编人员付出了艰辛的劳动，经过科学出版社编辑同志们的精心雕琢，全书各分册得以先后面世，我们谨对上述同仁的勤奋工作致以衷心的谢意。本书参编人员达数百人之多，故文笔文风殊难一致；限于编写者的水平，加之时间紧迫，疏误之处在所难免，祈望读者不吝赐教，以便再版时予以订正。

夏穗生　黄光英　张良华
同济医科大学附属同济医院
1998年9月

目　录

第一章　风湿性疾病的实验室检查

实验室检查对于风湿性疾病的诊断极其重要,有些检查还可作为监测疾病的病情进展、判断预后的指标,为治疗及疗效评价提供依据。然而某些检查缺乏对疾病的特异性,加上检测方法的局限性,因此对实验结果的判断应密切结合临床表现综合分析,正确利用。

下面介绍风湿性疾病的常用实验室检查。

一、类风湿因子

(一) 原理

类风湿因子(rheumatoid factor,RF)是一种以变性 IgG 分子的 Fc 片段为靶抗原的自身抗体。按免疫球蛋白的类型,RF 可分为 IgM、IgG、IgA、IgE 和 IgD 5 类,其中 IgM-RF 是主要类型,临床应用最为广泛。有学者根据 RF 的自然发生性和病理性将 RF 分为自然发生的 RF 和病理性 RF,前者主要为 IgM 型 RF,后者包括 IgM、IgG、IgA 型 RF。近年又提出隐性类风湿因子(hidden rheumatoid factor,HRF)的概念,HRF 是指与抗原 IgG 结合的 RF,因其检测方法繁琐,国内外研究较少,国内极少见报道,但 HRF 对 RA 诊断(尤其疾病早期 RF 阴性时)具有重要临床意义。

检测 IgM-RF 最传统的方法是乳胶凝集法,可以进行定性和半定量,IgM-RF 具有多价性,可交联乳胶颗粒表面 IgG 分子,产生肉眼可见的凝集物。免疫浊度法也用于检测 IgM-RF,因可以定量,近年来被普遍应用,其阳性率与前者基本相同。此外，用 ELISA 法可以分别检测 IgM、IgG、IgA、IgE 和 IgD-RF，可定性及定量检测。

（二）参考值

1. 定性：阴性（乳胶凝集试验滴度≤1∶20）。

2. 定量（免疫浊度法）：0～30IU/ml（不同实验室存在差异）。

（三）临床意义

70%～80%的类风湿关节炎（RA）患者 RF 为阳性，随病情发展滴度有所增高，高滴度 RF 提示预后不良，易发生关节侵蚀性病变和出现关节外症状，病情控制后滴度可以下降。但 RF 缺乏疾病特异性（其对 RA 的特异性约 70%），1%～2%的正常人 RF 阳性，老年人有 5%阳性。其他风湿性疾病如 30%系统性红斑狼疮（SLE），50%干燥综合征（SS）和血管炎等，部分感染性疾病（如肝炎、结核、感染性心内膜炎）以及一些非感染性疾病（如胆汁性肝硬化、特发性肺纤维化、结节病等）也可呈 RF 阳性。RF 对 RA 患者虽然特异性不太高，但敏感性高，高滴度时特异性也在提高，所以是风湿病学者公认的诊断 RA 不可短缺、重要和有效的指标。

不同类型 RF 的临床意义近年来逐渐被临床医师所认识，IgG-RF 主要用于血清阴性青少年 RA（JRA）的诊断，与 RA 的关节炎和关节外症状相关；IgA-RF 与 RA 病情活动和关节破坏相关；IgE-RF 与合并血管炎的 RA 相关。

目前 HRF 的临床意义仍未得到认识和应用，部分 RA 患者 RF 阴性，尤其 JRA 者 RF 阳性率只有 5%～10%，HRF 的测定对这些患者的诊断具有重要意义，可以弥补普通方法检测 RF 的不足，有文献报道 HRF 在 JRA 中的阳性率 65%～75%。

（雷小妹）

二、抗角蛋白抗体

（一）原理

检测抗角蛋白抗体（anti-keratin antibody，AKA）采用间接

免疫荧光法。以6周龄雄性 Wister 大鼠食管中1/3为底物,针对的抗原是大鼠食管角质层。阳性者表现为食管角质层板层状或点线状荧光。

(二) 参考值

正常人血清1:10稀释后呈阴性反应。

(三) 临床意义

AKA 的检测对于 RA 的早期诊断、非典型病例以及 RA 疾病预后均存在重要意义。AKA 在 RA 中的阳性率为 35%~59%,特异性 90% 以上。AKA 与 RF、抗 RA33/RA36 抗体、抗 Sa 抗体等抗体无交叉反应,因此该抗体的检测可以对 RF 阴性的 RA 患者提供另一个诊断依据,约 1/3RF 阴性 RA 患者 AKA 阳性。AKA 可以在疾病的极早期出现,甚至先于临床症状数年,因此有利于疾病早期诊断。AKA 还与疾病严重程度和活动性相关,阳性者往往具有明显骨侵蚀性,所以 AKA 阳性往往提示疾病预后不佳。

(雷小妹)

三、抗环瓜氨酸肽抗体

(一) 原理

抗环瓜氨酸肽抗体(anticyclic citrullinated peptide antibody, anti-CCP)可用 ELISA 方法检测。1998 年,荷兰学者 Schellekens 将 19 个氨基酸残基组成的一条瓜氨酸肽链中的两个丝氨酸替换成半胱氨酸,形成与 β-转角结构相似的二硫键而成为环瓜氨酸肽(CCP);2000 年,Schellekens 又根据聚角蛋白微丝蛋白的 cDNA 序列合成由 21 个氨基酸残基组成的环瓜氨酸肽,其氨基酸序列为 HQC/HQE/STX/GRS/RGR/CGR/SGS,用其检测抗 CCP 抗体,敏感性和特异性均比用直链线性瓜氨酸肽作为抗原检测时有明显提高。抗 CCP 抗体 ELISA 检测的微孔酶免疫反应孔中包被有高纯度、合成的含有修饰的精氨酸残基的环瓜氨酸肽,能与被检血清中存在的抗 CCP 抗体特异性结合,经酶标记抗体标记后再显色发生颜色反应。此方法既可定性也可定量。

（二）参考值

定性：阴性。

定量：≤5RU/ml。

（三）临床意义

抗 CCP 抗体的检测是 RA 诊断的一个比较大的突破，其临床意义同 AKA，但敏感性远高于 AKA，达到 68%，其中 RF 阳性的 RA 患者抗 CCP 抗体阳性率 75%，RF 阴性的 RA 患者抗 CCP 抗体阳性率 35%；特异性在 90% 以上，有报道特异性达 96% ~ 99%。抗 CCP 抗体与 AKA 及 APF 有一定相关性，但并不完全重叠。

（雷小妹）

四、抗核周因子

（一）原理

抗核周因子（anti-perinuclear factors，APF）是一种 RA 特异性的免疫球蛋白，且以 IgG 型为主，其检测方法为间接免疫荧光法。以正常人颊黏膜脱落细胞作底物，其靶抗原位于人颊黏膜角质透明颗粒中，为角蛋白丝聚集原或 Filaggrin 前体。阳性者呈现核周均质圆形、椭圆形荧光颗粒，观察 100 个细胞，大于 5 个细胞为 APF 阳性，5 个以下为阴性。

（二）参考值

正常人阴性。

（三）临床意义

APF 的临床意义同 AKA。在 RA 中的阳性率 35%，特异性 72.7% ~ 90%，是早期诊断 RA 的有效指标之一。但因核周因子只在约 10% 的正常人颊黏膜中表达，作用底物不易获得，其抗原成分也不清楚，因此该抗体的检测未能广泛用于临床诊断。

（雷小妹）

五、抗 RA33

（一）原理

在真核生物的细胞中，前体细胞的成熟的 pre-mRNA 被称为剪接体。大约有 30 种 hnRNP 是这个高分子复合物的重要组分，在这些蛋白中有一种分子质量为 33kDa 的分子通常和 RA 患者的自身抗体反应，与之反应的抗体被称为抗 RA33。抗 RA33 可以用免疫印迹法和 ELISA 方法检测。

（二）参考值

正常人阴性。

定量：≤25U/ml。

（三）临床意义

抗 RA33 的出现与 RA、SLE、混合性结缔组织病（MCTD）密切相关。抗 RA33 在这些疾病中的阳性率分别为：SLE 23%，RA 35%，MCTD 38%。在所有 SLE 和 MCTD 患者中，抗 RA 33 的出现几乎毫无例外地伴有抗 U1-RNP 抗体的增高以及高滴度的 ANA，因此在弱的 U1-RNP 抗体反应时检测抗 RA33 可以为诊断这些疾病提供重要的有意义的线索。抗 RA33 与 RF 及抗 CCP 抗体无交叉反应，可以为 RA 的诊断提供另一条线索，三者互补能提高 RA 诊断率。抗 RA33 对 RA 诊断的特异性为 89%。

（雷小妹）

六、抗 Sa 抗体

（一）原理

抗 Sa 抗体是 1994 年由加拿大学者 Despres 首先从患者血清中发现，相应的抗原称为 Sa 抗原，是一种分子质量为 50kDa 和 55kDa 的与核酸无关的非酰基多肽。Sa 抗原存在于正常人体的正常组织如脾、胎盘和 RA 患者的血管、滑膜中，可能为人体组织的正常组成成分。抗 Sa 抗体检验方法为免疫印迹法。

（二）参考值

正常人阴性。

（三）临床意义

抗 Sa 抗体对 RA 诊断敏感性因病程的阶段不同而有所差异，在 RA 发病早期阶段，抗 Sa 抗体的灵敏度为 20%～25%；在已确诊的 RA 患者中，灵敏度约为 47%，对 RA 诊断的特异性高达 91% 以上。抗 Sa 抗体与 RF 无交叉反应，且多出现于疾病的前几个月内，在 RA 的滑液中也可有高浓度抗 Sa 抗体检出，因此对不典型的早期 RA 的诊断很有帮助。研究表明，抗 Sa 抗体阳性的 RA 患者往往病情重，而且进展快，所以该抗体也有助于疾病预后的判断。

（雷小妹）

七、抗 核 抗 体

（一）原理

检测抗核抗体（antinuclear antibody，ANA）采用间接免疫荧光法。以鼠肝或含核质丰富的 Hep-2 细胞（人喉癌上皮细胞）为底物，尤其以后者阳性检出率高。传统意义的 ANA 指抗细胞核内成分的自身抗体，现今 ANA 的意义被扩大延伸，指的是抗细胞内所有抗原成分的自身抗体的总称，其靶抗原包括细胞核、细胞质、细胞骨架、细胞分裂周期蛋白等，因此现在对 ANA 靶抗原的理解已从传统的细胞核扩大到整个细胞，构成抗核抗体谱（ANAs）。根据抗原分子的理化特性和分布部位不同可分为：①抗 DNA 抗体，包括抗双链 DNA 抗体（anti-dsDNA）和抗单链 DNA 抗体（anti-ssDNA）；②抗组蛋白抗体（anti-histone）；③抗 ENA 抗体（抗 Sm、U1-RNP、SSA、SSB、Jo-1、rRNP、Scl-70、Sa、PM-1、PCNA、Ku、RA33、RANA、Mi-2、PL-7 等抗体）；④抗染色体 DNA 蛋白抗体-抗着丝点抗体（ACA）；⑤抗核仁抗体（polymerase、原纤维、To/Th）；⑥抗其他细胞成分抗体（线粒体、高尔基体、溶酶体、细胞周期蛋白等）。

（二）参考值

正常人血清经 1∶100 稀释后 ANA 为阴性。

（三）临床意义

ANA 一般作为自身免疫性风湿性疾病的筛选试验，可见于多种自身免疫性疾病，尤其是 SLE（未经治疗的 SLE 患者 ANA 阳性率高达 95%）。此外，低滴度的 ANA 还可见于感染、肿瘤以及少数正常人。

ANA 阳性的常见荧光染色模型有周边型、均质型、着丝点型、斑块型（又称斑点型或核颗粒型）、核仁型、胞质型 6 种，其中胞质型又分为线粒体型（胞质粗颗粒型）、核糖体型（胞质细颗粒型或均质型，有时可见核仁阳性）、Jo-1 型（核、质颗粒型）、细颗粒型等。ANA 不同的荧光模型可粗略反映所含抗体类型。

周边型（或核膜型）：说明存在抗 dsDNA 抗体，多见于 SLE，特别是狼疮肾炎患者。

均质型：提示存在抗组蛋白抗体以及抗 dsDNA 抗体，可见于 SLE、RA 和药物性狼疮等，特异性差。

着丝点型：提示存在抗着丝点抗体，出现于系统性硬化症（SSc）并 CREST 综合征。

核仁型：提示抗核仁抗体，多见于 PSS，也可见于 SS 和 SLE 等患者。

斑点型（或颗粒型）：提示存在抗易提取性核抗原（ENA）抗体，可见于 SLE、SSc 和 MCTD 等患者。

胞质型：提示可能有抗 Jo-1 抗体、抗核糖体 P 蛋白抗体、抗 SSA 抗体、抗线粒体抗体等，除见于风湿性疾病外，还见于自身免疫性肝病。

ANA 滴度不一定与疾病活动度平行，若 ANA 中以抗 dsDNA 抗体为主，病情好转后 ANA 滴度可下降或转阴；若以抗 ENA 抗体为主，则 ANA 滴度多与疾病活动度无明显相关；因此，临床判断疾病活动度以及药物剂量调整不能以 ANA 滴度下降为依据，而应以临床症状缓解为主。

（雷小妹）

八、抗 DNA 抗体

（一）原理

抗 DNA 抗体包括抗天然的双链 DNA(dsDNA)抗体和抗变性的单链 DNA(ssDNA)抗体两种。后者因不具备疾病特异性，临床较少使用。目前常用的抗 dsDNA 抗体检测方法有放射免疫分析法(RIA)、间接免疫荧光法(IIF)、斑点印迹法和 ELISA 法，后 3 种方法使用较为普遍。

RIA 法中的 Farr 法(Farr Assay)可用于检测抗 dsDNA 抗体，利用放射性核素(^{125}I)标记的 dsDNA 与待测血清中抗 dsDNA 抗体的结合率来反映抗体水平。

IIF 法是以短膜虫或马疫锥虫体内含纯 dsDNA 的动基体作为抗原基质，根据与待测血清作用后虫体动基体发出致密荧光来判断阳性结果。

ELISA 方法是将待测血清加入用 dsDNA 包被的固相载体，孵育后加入酶标二抗，底物作用后测定光密度值以确定抗 dsDNA 抗体水平。

免疫印迹法是将血清加入到包被有 dsDNA 抗原的硝基膜上，孵育后加入酶标二抗检测血清中抗 dsDNA 抗体。

抗 ssDNA 抗体的检测可采用 ELISA 和 RIA 法。

（二）参考值

正常人抗 dsDNA 抗体和抗 ssDNA 抗体均为阴性。Farr 法测试的结合率≤20%。

（三）临床意义

抗 dsDNA 抗体主要存在于 SLE 患者血清中，是 SLE 高度特异性抗体，阳性率 60%～90%，与 SLE 的肾损害相关，抗体滴度随疾病的活动或缓解而升降，活动性 SLE 抗 dsDNA 抗体滴度较高，阳性率 80%～100%；非活动期阳性率约 30%。抗 dsDNA 抗体对 SLE 的特异性因检测方法而定，IIF 法检测的抗 dsDNA 抗体几乎只见于 SLE，而 ELISA 方法及免疫印迹法检测的抗 dsDNA 抗体有时也见于其他结缔组织病(如 SS、药物性狼疮、MCTD 等)及少数非结缔组织病(如慢性活动性肝炎等),但滴度大多较低,阳性率也较低。血清抗 dsDNA 抗体的水平宜持续观察,滴度平稳升高者若突然下降往往提示病情恶化。

抗 ssDNA 抗体的特异性差,除见于 70% SLE 外,也见于多种风湿性疾病(如 MCTD20% ~ 50%,PM/DM40% ~ 50%,SS13%,SSc14%,RA80%)或非风湿性疾病(如慢性活动性肝炎、细菌感染等),有些正常老年人此抗体也可阳性,因此一般不用于临床常规检测。

(雷小妹)

九、抗核小体抗体

(一)原理

核小体本身由中心粒组成,含组蛋白二聚体 H_2A-H_2B 和 H_3-H_4,其外面为 146 个碱基对组成的 dsDNA。抗核小体抗体(anti-nucleosome antibody, AnuA)的靶抗原为核小体复合物。该抗体可以用 ELISA 方法检测。

(二)参考值

正常人为阴性。

(三)临床意义

AnuA 的检测主要用于 SLE 的诊断,在 SLE 中的阳性率为 70% ~ 90%。有报道该抗体在 SLE 的活动期检出率几乎是 100%,在非活动期的检出率为 62%,其阳性率均高于抗 dsDNA 抗体,尤其对于非活动期的患者,且该抗体的出现比抗 dsDNA 抗体早,因此,不但有助于提高 SLE 的诊断率,还有助于早期诊断。此外,该抗体还是 SLE 病情恶化的早期标记,定期检测有助于病情观察。该抗体也可见于药物性狼疮,特异性不及抗 dsDNA 抗体。

(雷小妹)

十、ENA多肽抗体谱

（一）原理

易提取性核抗原(extractable nuclear antigen,ENA)是细胞核中一组可溶解于中性缓冲液的核糖核蛋白(如Sm、U1RNP、SSA和SSB)和非组蛋白蛋白(如Scl-70、PM-1、Jo-1和PCNA等)。抗ENA抗体的检测过去采用对流免疫电泳法、免疫双扩散法和免疫印迹法,现在可利用酶联免疫技术,利用纯化抗原以达到检测其相应抗体的目的。

（二）参考值

正常人为阴性。

（三）临床意义

1. 抗Sm抗体:是SLE的血清标记性抗体,但敏感性差,阳性率仅30%左右,该抗体滴度与疾病活动度无关。抗Sm抗体的抗原决定簇主要为B、B'、D,抗SmD在SLE中的阳性率为70%左右,但特异性差。抗Sm抗体常和抗U1RNP一起出现。

2. 抗U1RNP抗体:是MCTD的血清标记性抗体,阳性率高达95%,滴度也高,阴性者患MCTD的可能性小。抗体滴度变化无助于评价病情和疗效以及判断预后。

此抗体也可见于SLE、SSc患者,抗U1RNP抗体阳性的SLE患者常伴有SSc样临床征象。

3. 抗SSA(Ro)抗体和抗SSB(La)抗体:原发性干燥综合征(pSS)患者多可检测到这两种抗体,阳性率分别为60%和40%以上,后者较前者具有更高的特异性,而继发性干燥综合征(sSS)者这两项抗体阳性率低于pSS。抗SSA抗体不能鉴别pSS和sSS,但与腺体外病变(如血管炎、冷球蛋白血症和淋巴组织增生)发生有一定相关性。

除SS外,抗SSA抗体和抗SSB抗体也较常见于SLE。SSA(Ro)有分子质量为60kDa和52kDa的两种蛋白质多肽,针对52kDa多肽的抗体多见于pSS,而针对60kDa多肽的抗体则多见于SLE。ANA阴性SLE患者中约60%抗SSA抗体阳性,但后者并不影响预后;亚急性皮肤狼疮患者常见抗 SSA 抗体和抗 SSB 抗体,其滴度与疾病活动度无关;新生儿狼疮(NLE)与其母亲血清中抗 SSA 抗体和抗 SSB 抗体阳性密切相关,SLE 抗 SSA 抗体和抗 SSB 抗体阳性者子女 NLE 的患病率为 5%,孕妇产前检测该抗体阳性者应加强对胎儿和产后新生儿的监护。

另有报道抗 SSA 抗体与外周血白细胞减少有关。

4. 其他 ENA 抗体。

(1) 抗 Scl-70 抗体:即抗拓扑异构酶抗体,多见于 SSc,阳性率较低(20%~40%),但特异性高。

(2) 抗 Jo-1 抗体:是多发性肌炎(PM)和皮肌炎(DM)的特异性抗体(阳性率约 25%),与间质性肺炎有明显的相关性,在合并肺间质炎症的 PM 和 DM 者阳性率可高达 60%。该抗体阳性者往往提示预后不良。

(3) 抗核糖体 P 蛋白(rRNP)抗体:见于 SLE,国外报道阳性率 10%,但在我国阳性率更高,约为 30%,与 SLE 的中枢神经系统损伤相关。

(4) 抗 PM-1 抗体:多见于 PM 和 DM。

(5) 抗 Ku 抗体:见于 SLE、MCTD、SSc 及炎性肌病。

(6) 抗增殖细胞核抗原(PCNA)抗体:见于 3% 的 SLE 患者。

(7) 抗类风湿关节炎相关核抗原(RANA)抗体:见于 RA 和 SS 患者。

(雷小妹)

十一、抗组蛋白抗体

(一) 原理

主要的组蛋白(histone)有 H_1、H_{2A}、H_{2B}、H_3 和 H_4。细胞核中组蛋白以八聚体形式存在,DNA 盘绕其上形成核小体。抗组蛋白抗体经间接免疫荧光染色呈典型的均匀核型染色,ELISA 方法及免疫印迹法可以检测。

（二）参考值

正常人阴性。

（三）临床意义

大多数抗 DNA 抗体阳性者也可检测出抗组蛋白抗体，但抗组蛋白抗体不一定伴有抗 DNA 抗体。抗组蛋白抗体的临床意义主要在于药物性狼疮的诊断。

95% 药物性狼疮患者抗组蛋白抗体阳性，SLE 中的阳性率 20%～50%，在其他疾病中的检出率分别为：RA15%～20%，JRA20%，原发性胆汁性肝硬化约 60%，肿瘤 10%。抗组蛋白抗体特异性较差，但是当仅出现抗组蛋白抗体而不伴有其他抗核抗体（抗 ssDNA 抗体除外）时，应考虑药物性狼疮。不同情况下抗组蛋白抗体所针对抗原不尽相同，如 SLE 以抗 H_{2B}、抗 H_{2A-2B}、抗 H 抗体为主，且主要为 IgG 型；服异烟肼患者中抗 H_1、抗 H_{2A}、抗 H_{2B}、抗 H_3 和抗 H_4 抗体的滴度基本一致，且不以 IgG 抗体为主，服肼屈嗪的抗组蛋白抗体主要是抗 H_3 和抗 H_4 抗体，而由普鲁卡因胺所致的抗组蛋白抗体主要是抗 H_{2A-2B} 复合物抗体。抗组蛋白抗体滴度在 SLE 及服用异烟肼的患者中最高。

（雷小妹）

十二、抗中性粒细胞胞质抗体

（一）原理

抗中性粒细胞胞质抗体（anti-neutrophil cytoplasmic autoantibody，ANCA）检测方法常用间接免疫荧光法，以乙醇固定的正常人中性粒细胞为抗原底物，可呈现 ANCA 的常见两种荧光类型，即胞质型 ANCA（cytoplasmic ANCA，cANCA）和核周型 ANCA（perinuclear ANCA，pANCA），另有较为少见的非典型 ANCA（xANCA）。已发现 ANCA 所针对的靶抗原有十余种，但较具临床意义的只有两种，即丝氨酸蛋白酶 3（PR3）和髓过氧化物酶（MPO），其中前者对应的荧光类型为胞质型，后者对应的荧光类型为核周型。根据 ANCA 所针对主要抗原类型的不同,又可以将其具体命名为 PR3-ANCA 和抗 MPO-ANCA,并可用 ELISA 方法对其进行定量。

（二）参考值

定性:cANCA　阴性。

　　pANCA　阴性。

定量:PR3-ANCA <12RU/ml,

　　MPO-ANCA <20 RU/ml。

（三）临床意义

ANCA 对系统性血管炎(主要有 Wegener 肉芽肿、显微镜下多血管炎、变应性肉芽肿性血管炎即 Churg-Strauss 综合征)、炎症性肠病等疾病的诊断与鉴别诊断具有重要意义。

cANCA 主要用于 Wegener 肉芽肿的诊断,其特异性较高,且滴度与疾病活动度有关;但敏感性较差,在局限性或非活动性病例中可呈阴性。若结合定量检测出现 PR3-ANCA 显著增高,则临床意义更大。

pANCA 见于其他一系列系统性血管炎,如显微镜下多血管炎、变应性肉芽肿性血管炎和坏死性新月体肾小球肾炎,阳性者则可能在定量检测时出现 MPO-ANCA 的显著增高。此外,pANCA 也可在炎症性肠病、SLE 中检出,还见于 RA、原发性胆汁性肝硬化、自身免疫性肝炎等疾病,此种情况下往往 MPO-ANCA 的定量检测增高不明显。

（雷小妹）

十三、补　体

（一）原理

补体(complement,C)是人或动物体内一组具有酶活性的蛋白质,包括 30 余种可溶性蛋白和膜蛋白。这组蛋白质在调节因子控制下,通过各成分的顺序活化,参与机体抗感染免疫,并参与对特异性免疫应答的调节。补体激活过程也可导致对机体组织的免疫损伤。

总补体活性测定是从整体上判断补体的溶血活性。补体系统被溶血素致敏的绵羊红细胞(抗原抗体复合物)所激活,发生一系列连锁反应,最终导致绵羊红细胞溶解。一般用50%溶血法(CH_{50})来判断反应终点,以 CH_{50} U/ml 表示。

检测补体的单一成分(如C3、C4)比测定总补体活性更为敏感,常用的方法是单向免疫扩散法(SRID),更为灵敏、快速的方法有免疫比浊法、ELISA 及 RIA 等。C3 是体内含量最多的一种补体,临床应用最为广泛。

(二) 参考值

血清总补体活性:50~100U/ml。

C3:0.8~1.5g/L(不同实验室存在差异)。

C4:0.2~0.4g/L(不同实验室存在差异)。

(三) 临床意义

补体的检测临床意义在于补体血清水平的下降,可见于多种情况,而在风湿性疾病中主要见于 SLE 的活动期。

SLE 患者补体水平下降与疾病活动度及肾脏受累密切相关,治疗有效者补体水平可恢复正常,病情复发者会再次出现补体降低。

低补体水平除补体系统激活而消耗增多的原因外,还常与补体遗传性缺陷有关,如C2、C4的缺陷,可见于 SLE、血管炎及肾小球肾炎等患者。

补体水平增高可见于急性炎症(如 RA 活动期)、组织损伤和某些恶性肿瘤,无重要临床意义。

(雷小妹)

十四、免疫复合物

(一) 原理

免疫复合物(immunocomplex, IC)的形成是机体清除异物抗原的一种方式,但一定条件下,IC 可沉积于血管壁,激活补体,最终导致组织损伤。检测循环免疫复合物(CIC)的方法较多,有利用聚乙二醇(PEG)可使IC沉淀的物理性质而设计的PEG沉淀比浊法,根据C1q能与IC中Ig分子Fc段补体结合点结合而建立的C1q结合试验,还有利用其细胞具有补体受体或Fc受体能与IC结合的特点建立的Raji细胞技术等。

(二) 参考值

正常人阴性。

(三) 临床意义

许多自身免疫性疾病的CIC增高,如SLE、RA、SS及各种血管炎等,且与活动性相关。IC的检测可作为自身免疫性疾病的辅助诊断手段,但其特异性极差。

利用免疫组化方法可检测出组织中沉积的IC,IC可沉积在SLE患者的肾小球基底膜和皮肤基底细胞层、血管炎的血管壁和RA的关节滑膜等。

(雷小妹)

十五、免疫球蛋白

(一) 原理

免疫球蛋白(immunoglobulin,Ig)是具有抗体活性的球蛋白,广泛存在于血液、组织液及外分泌液中。检测血清IgG、IgA和IgM含量常用单向免疫扩散和免疫比浊法。血清中IgD和IgE的含量很低,需用ELISA或RIA方法测定。

(二) 参考值(不同实验室存在差异)

IgG:8～16g/L。

IgA:0.7～3.3g/L。

IgM:0.5～2.2g/L。

IgD:1～4mg/L。

IgE:0.1～0.9mg/L。

(三) 临床意义

SLE患者血清IgG、IgA、IgM水平均可增高,IgM水平与疾病活动度成正比。IgA一般轻度增高。狼疮性肾病患者有大量蛋白从肾丢失时可出现Ig降低。

RA患者血清IgG增高,IgA、IgM也可增高,提示病情向慢性转变。

其他一些风湿性疾病的血清Ig通常也增高,Ig降低可能是药物治疗(如免疫抑制剂)的结果。

(雷小妹)

十六、HLA分型

(一)原理

人类白细胞抗原(human leucocyte antigen,HLA)复合体是人类的主要组织相容性复合体(MHC),位于第6号染色体的短臂上,是具有最复杂多态性的人类基因系统,至今已发现一些疾病与特定的HLA抗原型呈非随机分布,最具代表性的是强直性脊柱炎(ankylosingspondylitis, AS)与HLA-B27相关。另外,HLA-DR4与RA也具有明显的相关性。

HLA-B27通常采用HLA血清学分型法中的微量补体依赖淋巴细胞毒试验进行检测,原理是将特异性的HLA抗血清与待测外周血淋巴细胞混合,再加入补体,充分作用后,镜下观察细胞溶解死亡,说明该淋巴细胞表面具有抗血清所针对的抗原。近年来有许多新的检测方法也可用于检测HLA-B27,如流式细胞仪检测,也有用PCR技术进行检测,目前流式细胞仪检测法应用更为广泛。

(二)参考值

正常人群中HLA-B27阳性率为4%~8%。血清学分型中显微镜下死亡细胞≤20%为阴性结果,21%~40%为可疑,>40%为阳性。

(三)临床意义

HLA-B27的检测主要用于脊柱关节病的辅助诊断,其中AS患者HLA-27的阳性率为90%以上,瑞特综合征(Reiter's syndrome)的阳性率为80%,肠炎型关节炎的阳性率70%~80%,银屑病性关节炎的阳性率20%~30%。但HLA-B27的检测并不能作为上述疾病的诊断标准,对临床治疗也无特殊指导意义。有报道,HLA-B27阳性的正常人中大约8%有日后发展为AS的可能。

HLA-DR4与RA具有相关性,而且是疾病预后不良的指标之一。

(雷小妹)

十七、抗磷脂抗体

(一)原理

抗磷脂抗体(anti-phospholipid antibody,APL抗体)是一组能与多种含有磷脂结构的抗原物质发生反应的抗体,包括狼疮抗凝物(lupus anticoagulant,LA)、抗心磷脂抗体(anticardiolipin antibody,ACL抗体)、抗β_2-GP1、抗磷脂酸抗体、抗磷脂酰丝氨酸抗体、抗磷脂酰胆碱、抗磷脂酰乙醇胺等。

临床研究最多的是ACL抗体,其针对的抗原有二磷酸酰基丙二醇、心磷脂、乙酰心磷脂、二甲基心磷脂。常用的检测方法是以纯净的心磷脂作为抗原底物的RIA和ELISA法。ACL有IgG、IgA和IgM 3种类型,其中以IgG型临床意义最大。

近年来LA也被广泛用于临床,LA是一种IgG/IgM型免疫球蛋白,作用于凝血酶原复合物(Ⅹa、Ⅴa、Ca^{2+}及磷脂)及Tenase复合体(因子Ⅸa、Ⅷa、Ca^{2+}及磷脂),在体外能延长磷脂依赖的凝血试验的时间。鉴定LA需要4步处理过程:①磷脂依赖的凝血筛选试验(APTT、KCT或RVVT)延长;②加入正常缺乏血小板的血浆不能纠正上述筛选试验中延长的凝血时间;③加入过量磷脂可以缩短或纠正上述筛选试验中延长的凝血时间;④排除其他凝血疾患,如XIII因子抑制剂或肝素治疗后。

抗β_2-GP1抗体具有LA活性,用ELISA法检测。

（二）参考值

正常人血清 LA：阴性。

IgG 型和 IgM 型 ACL：均小于 12RU/ml。

抗 β_2-GP1：0～20RU/ml。

（三）临床意义

APL 抗体可出现在多种疾病中，其中关系最为密切的是 SLE 和抗磷脂综合征（anti-phospholipid syndrome，APS）。而在 SLE 患者中 APL 抗体的出现往往与继发性 APS 有明显的相关性。APS 是一组以血栓形成，习惯性流产，血小板减少和神经精神症状为主要表现的临床征象。

SLE 患者 ACL 抗体阳性率为 40% 左右，阳性者中继发性 APS 的发病率约为 40%。ACL 抗体在其他风湿性疾病中阳性率分别为：RA23%，SSc15%，SS10%，MCTD14%。ACL 分为两类，即非 β_2-GP1 依赖性抗体（多见于感染性疾病）和 β_2-GP1 依赖性抗体（多见于自身免疫病）。持续中、高滴度的 IgG/IgM 型 ACL 与血栓性疾病密切相关，IgG 型 ACL 与中晚期流产相关。ACL 对诊断 APS 敏感性较高，特异性相对低，常用作筛选试验。除上述疾病外，某些感染性疾病也可以出现 ACL 阳性。低滴度 ACL 也可能为非特异性反应，须重复检测。

LA 和抗 β_2-GP1 对 APS 的诊断均具有较高的特异性。抗 β_2-GP1 与血栓的相关性比 ACL 强，诊断 APS 的敏感性与 ACL 相仿，特异性较 ACL 高，中、高滴度抗 β_2-GP1 抗体阳性者应高度警惕 APS。

（雷小妹）

十八、抗 α 胞衬蛋白抗体

（一）原理

胞衬蛋白（fodrin）是一种主要存在于分泌细胞的结合肌动蛋白丝的细胞骨架蛋白，由 α、β 两个亚单位组成，其中 α 亚单位为 240×10^3 U。SS 患者大量腮腺上皮细胞发生异常凋亡，与凋亡相关的 caspase 可导致细胞内 α-fodrin 裂解成 120×10^3U 的片段,裂解后的片段暴露在上皮细胞表面,诱导机体产生相应的抗 α-fodrin 抗体,主要有 IgG 和 IgA 两种形式,可以采取 ELISA 法进行检测,底物 α-fodrin 是从人类 SS 模型 NFS/sid 小鼠唇腺中提取的涎腺特异性自身抗原物质。抗 α-fodrin 抗体可能与 SS 发病相关。

(二) 参考值

定性:阴性。

定量:0 ~ 15U/ml(不同实验室存在差异)。

(三) 临床意义

主要用于 SS 的诊断。抗 α-fodrin-IgA、IgG 抗体诊断 SS 的敏感性和特异性国内外报道相差甚远,其中抗 α-fodrin-IgG 型抗体敏感性和特异性分别为 7.5% ~52.3% 和 88.9% ~ 100%,抗 α-fodrin-IgA 型抗体的敏感性和特异性分别为 17.5% ~ 62.6% 和 85.6% ~ 100%。2009 年,莫颖倩发现抗 α-fodrin-IgA、IgG 抗体诊断 SS 的敏感性分别为 31.3%、28.1%,特异性分别为 90.5%、88.9%,且抗体与 SS 患者的临床症状、眼部体征及核素检查显示的唾液腺功能受损均无明显相关性。目前认为抗 α-fodrin 抗体对 SS 诊断的特异性较好,尤其对于 ANA、抗 SSA、抗 SSB 抗体阴性的患者,且可能有助于评估 SS 病情活动性。

(雷小妹)

十九、C 反应蛋白

(一) 原理

C 反应蛋白(C-reactive protein,CRP)是血清中与风湿性疾病相关的一种急性期反应物质(acute phare reactant),因能与肺炎球菌菌体的 C 黏多糖起沉淀反应而得名。可利用单向免疫扩散法、ELISA、免疫比浊法及 RIA 等方法检测。

（二）参考值

正常人一般低于 8.2mg/L。

（三）临床意义

在发生炎症或组织坏死时，血清 CRP 浓度迅速上升。急性风湿热及 RA 活动期血清 CRP 升高明显，是观察其病情活动性的指标之一。血沉（ESR）也是反映炎症活动性的一项指标，但 CRP 比 ESR 敏感性更高，与炎症活动度的关系更为密切，而且结果不易受贫血、高球蛋白血症等因素影响，因而反映炎症状况更为准确。病情控制后 CRP 浓度可以迅速下降，而 ESR 的下降速度较慢。有报道在 SLE 者中，CRP 浓度的升高往往与疾病活动度无关，而提示合并感染。CRP 和 ESR 均不具备疾病特异性。

（雷小妹）

二十、抗链球菌溶血素 O

（一）原理

链球菌溶血素 O（streptolysin O，SLO）是一种具有溶血活性的蛋白质，具有抗原性，其相应抗体为抗链球菌溶血素 O（antistreptolysin O，ASO），倍比稀释的待测血清中加入一定量的 SLO，以不发生溶血的最高稀释管作为 ASO 的效价单位。近年来有用免疫比浊法检测 ASO，更有助于动态观察病情变化。

（二）参考值

正常人 ASO<400U，免疫浊度法定量 0 ~ 200IU/ml。

（三）临床意义

ASO 常用以协助诊断风湿热。ASO 的增高往往提示链球菌感染，一般在感染后 1 周开始升高，4 ~ 6 周达高峰，第 2 个月开始下降，第 6 个月恢复到感染前水平，少数人可能迁延至感染后 12 个月。目前我国风湿热以轻症和不典型病例居多，加之抗生素的普遍应用，就诊时 ASO 已过高峰期，阳性率仅

36%～50%。

某些链球菌株感染者 ASO 可不升高。少数非链球菌感染性疾病，如病毒性肝炎、肾病综合征、结缔组织病等，ASO 亦可升高。

（雷小妹）

二十一、滑　液

（一）原理

滑液（synovial fluid）位于关节腔内，又称关节液，滑膜下毛细血管内的血浆，经过滑膜进入关节腔，同时滑膜衬里细胞分泌许多透明质酸，共同形成滑液，以润滑关节，营养软骨。在正常情况下，关节的滑液量很少，不宜抽取，即使大关节如膝关节一般也不超过 4ml。各种原因所致的关节疾病，均可使滑膜毛细血管的通透性增加，引起关节炎性反应，使滑液的量和成分发生变化，通过关节穿刺抽取滑液进行分析，对关节炎的诊断具有重要意义。

（二）参考值

正常滑液呈淡黄色或无色，清晰透明，黏稠性高，但不能自行形成凝集块，黏蛋白凝集试验所形成的凝块良好；白细胞数 $<0.18\times10^9/L$，中性粒细胞 <0.25；葡萄糖含量（空腹）略低于血糖水平；细菌培养为阴性。

（三）临床意义

1. 不同类型关节炎的滑液分析见表 1-1。

表 1-1　不同类型关节炎的滑液分析

项目	正常	非炎性	炎性	感染性
颜色	无色或淡黄	草黄或黄色	黄色或白色	白色
透明度	透明	透明	半透明	不透明
黏性	很高	较高	低	很低

续表

项目	正常	非炎性	炎性	感染性
自发凝集试验	不	常常	常常	常常
黏蛋白凝集试验	良好	良好或较好	较好或差	极差,易碎
白细胞计数($\times10^9$/L)	<0.18	<3	3~50	>50
中性粒细胞分类	<0.25	<0.25	>0.50	>0.75
葡萄糖(空腹)	稍低于血差值约0.5mmol/L	稍低于血	低于血	明显低于血差值>2.2mmol/L
细菌培养	(-)	(-)	(-)	(+)

2. 非炎性滑液最常见于关节机械性损伤和骨关节炎;炎性滑液见于多种关节病,如 RA 活动期、反应性关节炎、银屑病关节炎、痛风急性发作期和感染性关节炎等。滑液细胞数大于 50×10^9/L 通常见于感染性关节炎,且中性粒细胞大于 0.90,也可见于急性晶体性关节炎如痛风。

3. 滑液中可出现晶体成分,如在偏振光显微镜下发现强烈的双折射光的尿酸钠结晶,有助于痛风的诊断;如呈弱阳性双折射光为焦磷酸钙结晶,支持假性痛风的诊断。

4. 在 RA 患者的滑液中可发现"类风湿细胞",是中性粒细胞吞噬免疫复合物和补体后形成的,为带有周边包涵体的中性粒细胞,此类型的 RA 预后差。但是,在其他风湿病患者的滑液中也可见到,故并无特异性。

5. 对怀疑为感染性关节炎者,即使滑液革兰染色,显微镜下观察找不到细菌,或细菌培养为阴性,也不能除外感染性关节炎的诊断,必要时做厌氧菌培养、真菌培养及结核菌培养等检查。

(沈桂芬　胡绍先)

第二章 风湿性疾病的特殊检查

一、骨、关节病X线检查

X线检查是骨、关节疾病的常规检查，X线平片能提供病变的整体情况，确定病变性质，便于随访、比较，为CT、MRI、SPECT等提供重要信息，因此患者应首先进行X线检查，在此基础上，再考虑CT、MRI及SPECT等更进一步的检查。

【常见风湿病的骨、关节X线表现】

（一）类风湿关节炎

最初手足小关节如掌指关节、近端指间关节和腕关节等软组织肿胀、骨质疏松，以后关节间隙变窄、骨质细小、囊状破坏，晚期关节脱位、畸形、纤维或骨性强直。

（二）强直性脊柱炎

1. 骶髂关节：自下2/3开始关节边缘骨质硬化、密度增加，后关节面模糊不清、关节间隙不规则、狭窄直至关节融合。

2. 脊柱呈上行性改变

（1）椎间小关节间隙不规则、凹凸不平、上下关节突骨质增生硬化，最后骨性强直。

（2）椎体方形化，上下椎体骨质增生，逐渐连接形成骨桥呈竹节样改变。

（3）脊柱韧带骨化。

（4）脊柱弯曲畸形。

（三）银屑病关节炎

1. 手足X线表现以远端为重，如远端指间关节等，关节周围软组织肿胀，关节间隙逐渐狭窄，骨端小囊状缺损，指趾关节边缘骨质吸收变尖似笔尖样改变，末节指骨基底部膨大与关节呈“笔套状”，晚期关节可骨性强直，另有韧带附着点骨质增生。

2. 骶髂关节与脊柱改变类似强直性脊柱炎，但骶髂关节病变常为单侧或一侧更明显，脊柱椎旁韧带骨性联合不对称，较粗长，常介于两个邻近椎体中部。椎体上下缘骨炎、方形椎体及椎间小关节强直等少见。

（四）瑞特综合征

病变主要以足及骶髂关节为主，非对称性。

1. 跖趾、趾间关节骨质疏松、破坏，关节间隙狭窄、消失，跟骨骨刺形成。

2. 骶髂关节模糊、间隙狭窄，甚至强直、融合。

（五）骨性关节炎

关节间隙变窄，关节面硬化、变形，关节边缘骨赘形成呈唇状，关节腔内可有关节鼠等。手指骨关节病可有 Heberden 和 Bouchard 结节等。

（六）痛风

手足关节旁软组织呈偏心性肿胀，有时软组织内痛风石改变，关节周围骨质穿凿样损坏，其边缘骨质硬化，关节面不规则，关节间隙变窄，最后可脱位、僵直。

（七）股骨头无菌性坏死

股骨头密度均匀增高，其内有小圆形低密度影，其后可发生股骨头塌陷、变形。

（凃　巍　张胜桃）

二、计算机体层成像技术

计算机体层成像技术（CT）是一种在横断解剖面上显示组织结构的技术，为观察骨关节及软骨组织病变的一种较理想的检查，较 X 线平片能更好地反映病变组织面。但由于设备复杂、价格昂贵及某些自身缺陷，不作为常规检查手段，可用于临床及X线检查诊断不明的病变。

【CT在骨关节病中应用的优缺点】

(一) CT的优点

1. 对组织的密度具有高分辨力及通过横断面反映图像,使病变组织能充分展示内在结构与相邻组织关系,对复杂及前后重叠组织结构较X线片能更清晰地显示病变组织。螺旋CT更能了解病变的立体结构。增强扫描可显示平扫未能发现的病灶,更好地反映病灶内部结构,显示病灶的血流动力学及其与周围血管的关系。

2. 对病变密度做相对定量分析,有助于病变定性诊断参考。

(二) CT的缺点

对于软骨、滑膜、肌肉、韧带等结构显示与区分较差,对骨关节及周围组织的上下结构关系图像整体感不如X线平片。

【CT在骨关节疾病中的应用】

1. 显示肿瘤或肿瘤样病变,确定病变部位、范围及与周围组织的关系等,通过增强扫描,鉴别血管、肿瘤和感染性病变等。

2. 复杂结构如脊柱和关节外伤,了解关节内或脊柱椎体附件骨折形态,有无分离骨片、关节脱位、血肿或半月板损伤、脊髓受压、椎间盘变性膨出或脱出。

3. 显示中轴、深部关节及复杂结构大关节病灶情况。

4. 了解骨质的病变,病灶内有无钙化、出血、积液、坏死等。

(涂 巍 张胜桃)

三、磁共振检查

磁共振(MRI)检查在骨关节疾病诊断中具有独特的作用,是重要诊断手段之一。但由于其设备要求高,价格昂贵,本身也存在一定缺点,因此不宜作为常规检查,仅在临床或X线检查诊断仍有困难时才考虑应用。

【MRI 在骨关节疾病诊断中的优点】

1. MRI 对软组织的对比度较 X 线及 CT 明显优越，能较好地显示肌肉、肌腱、韧带、滑膜、半月板、关节软骨、椎间盘等，对这类组织的病变有较高的诊断价值。

2. MRI 能任意切面成像，对骨骼解剖较复杂的区域，如骨盆、脊柱及四肢大关节精细解剖的显示特异性较强。

【MRI 在骨关节疾病诊断中的缺点】

1. 对病变的定性诊断无明显特异性。

2. 对病变的钙化灶及骨化显示不敏感。

3. 骨皮质破坏及骨膜反应不如 X 线片及 CT。

【MRI 在骨关节疾病诊断中的应用】

1. 软组织肿块的定位、大小、范围及邻近结构受累情况及关系。

2. 半月板、肌腱和韧带的断裂或撕裂。

3. 关节软骨的破坏、缺血性坏死早期诊断，股骨头缺血性坏死。

4. 脊柱病变，如椎间盘变性、膨出，椎管狭窄，脊柱外伤和感染，显示病变及病变椎管内结构的关系。

5. 滑膜病变，如滑膜增厚。

6. 骨髓病变，如骨髓瘤、淋巴瘤、骨肉瘤的定位，再生障碍性贫血，骨髓纤维化等。

（涂　巍　张胜桃）

四、放射性核素骨关节显像

放射性核素显像（SPECT）是诊断骨关节疾病的常用检查方法之一，其优点是简便、安全、灵敏，能提供有价值的病变部位及活动性的临床资料，假阴性和假阳性较少，并能进行数据化分析。缺点是需要昂贵设备及放射性核素，因此检查费用较高，且对于定性诊断特异性不高。

【原理】

在病变的关节组织，由于局部代谢、血流动力学改变，血管扩张、增生、通透性增高，放射性核素及其标志化合物（常用亚甲基二磷酸盐-^{99}Tc-MDP）易浓聚在病变部位，从而显示病变情况。

【适应证】

1. 某些风湿性疾病的辅助诊断，如类风湿关节炎、强直性脊柱炎。

2. 风湿性疾病的鉴别诊断

（1）不明原因的骨痛。

（2）排除原发性骨肿瘤和骨转移瘤。

3. 显示病变部位与分布，随访治疗效果。

（涂　巍　张胜桃）

五、骨关节病超声检查

超声检查具有无创、简便、快捷、价廉及重复性好等优点，并能实时地观察肌腱和肌肉的运动，因此在骨关节疾病诊断中有一定优势。但它的整体判断能力及对骨肿瘤定性等都还有一定缺陷。

【适应证】

1. 骨肿瘤的诊断并显示其部位、大小、性质、骨质破坏和邻近组织是否受累等情况。

2. 软组织肿瘤、脓肿和血肿的识别和鉴别。

3. 腘窝囊肿和腘动脉瘤的识别。

4. 骨髓炎诊断。

5. 检查椎管的病变（如肿瘤、狭窄等）和椎间盘病变。

6. 显示膝、髋等大关节炎症、积液和滑膜病变等情况。

7. 对病变部位进行穿刺的定位和导向。

（涂　巍　张胜桃）

六、关节穿刺术

关节穿刺术是风湿性疾病诊断和治疗的常用技术。

【适应证】

1. 病因不明的关节肿痛、积液。
2. 关节造影,明确诊断。
3. 关节抽液及腔内注射药物用于治疗。

【禁忌证】

1. 穿刺部位局部皮肤破溃和感染。
2. 严重凝血功能障碍的疾病,如血友病等。

【术前准备】

1. 非抗凝管:观察滑液物理性状,湿涂片和晶体检查等。
2. 抗凝试管:检查滑液白细胞分类及计数等。
3. 无菌试管:做滑液细菌等培养用。

【操作要点】

1. 穿刺点选择:四肢关节穿刺部位应选择明显饱满处,避开感染及皮损部位和主要的血管、神经、肌腱。

常用膝关节穿刺点:①髌上方穿刺,伸膝位,沿髌骨外上方或内上方、斜向髌骨关节中心进入关节腔。②髌下方穿刺,膝关节微屈位,在髌韧带内侧或外侧关节间隙穿刺,进入关节腔。

2. 穿刺部位清洁皮肤,用甲紫标出穿刺点。

3. 常规消毒,术者戴无菌手套及口罩、帽子,铺巾。

4. 2% 利多卡因局部麻醉。

5. 绷紧皮肤,用 12 ~ 20 号针头迅速进针后缓慢推进,同时轻轻抽吸,如出现突然阻力感消失,表示进入关节腔,有滑液流出。

6. 根据需要将滑液分装试管内检验,根据病情需要决定抽取滑液量。

7. 如需关节腔内注入药物,则固定好针头,换成已抽好药的注射器徐徐注入药物。

8. 手术结束,迅速拔出针头,盖以无菌敷料,加压包扎。

【并发症】

1. 感染：由于无菌操作不当，造成关节腔内感染。

2. 穿刺部位血肿或关节积血：因穿刺不当造成出血所致，穿刺时应避开大血管。

3. 关节软骨面损伤：因器械或穿刺不当造成。

【注意事项】

1. 严格无菌操作。

2. 穿刺部位避开大血管、神经、肌腱。

（涂　巍　张胜桃）

七、关节镜检查

【适应证】

目前关节镜检查主要用于膝关节检查。

1. 关节外伤性病变，如半月板、交叉韧带、关节软骨等损伤。

2. 关节内异物、游离体的检查与清除。

3. 滑膜病变的活检与切除。

4. 不明原因的关节病变检查。

【禁忌证】

1. 患有严重全身性疾病患者，如心脏病、未控制的糖尿病。

2. 感染：全身性或检查部位的感染灶。

3. 有凝血机制障碍疾病，如血友病等。

4. 关节腔已经强直、闭塞。

（涂　巍　张胜桃）

第三章　风湿性疾病的分类

根据本类疾病的病因不同而分为下述10大类。

（一）弥漫性结缔组织病

1. 类风湿关节炎。

2. 幼年型类风湿关节炎：①系统性起病；②多关节起病；③少关节起病。

3. 红斑狼疮：①盘状；②系统性；③药物性。

4. 硬皮病：①局限皮肤型；②CREST综合征；③弥漫皮肤型；④无皮肤硬化的系统性硬化症；⑤重叠综合征。

5. 弥漫性筋膜炎伴或不伴嗜酸粒细胞增多症。

6. 特发性炎症性肌病

（1）多发性肌炎。

（2）皮肌炎。

（3）恶性肿瘤相关性多发性肌炎或皮肌炎。

（4）儿童皮肌炎。

（5）其他结缔组织病伴发多发性肌炎或皮肌炎。

（6）包涵体肌炎。

（7）无肌病性皮肌炎。

7. 坏死性血管炎和其他血管炎

（1）结节性多动脉炎。

（2）变应性肉芽肿血管炎。

（3）超敏性血管炎：①血清病；②过敏性紫癜；③混合性冷球蛋白血症；④与恶性肿瘤相关；⑤低补体血症性血管炎。

（4）肉芽肿性动脉炎：①Wegener肉芽肿；②巨细胞(颞)动脉炎伴或不伴风湿性多肌痛；③Takayasu动脉炎。

（5）Kawasaki病。

（6）白塞病。

8. 干燥综合征

(1) 原发性。

(2) 继发性:与另一结缔组织病相关。

9. 重叠综合征和混合性结缔组织病。

10. 其他

(1) 风湿性多肌痛。

(2) 复发性脂膜炎。

(3) 复发性多软骨炎。

(4) 结节红斑。

(二) 脊柱关节病

1. 强直性脊柱炎。

2. Reiter 综合征。

3. 银屑病关节炎。

4. 肠病性关节炎。

5. 未分化脊柱关节病。

6. 幼年型脊柱关节病。

(三) 骨关节炎

1. 原发性:①周围性; ②脊柱。

2. 继发性:①先天性; ②代谢性; ③外伤性; ④其他关节病。

(四) 感染

1. 直接感染:因细菌、病毒、真菌、寄生虫、螺旋体引起。

2. 反应性:①细菌性,风湿热、亚急性感染性心内膜炎、痢疾后; ②病毒性; ③疫苗后; ④其他。

(五) 代谢和内分泌疾病

1. 与晶体相关。

(1) 尿酸钠 (痛风)。

(2) 焦磷酸钙 (假痛风、软骨钙化病)。

(3) 碱性磷酸钙 (磷灰石)。

2. 其他生化异常。

(1) 淀粉样变:原发性、继发性。

(2) 血管病。

(3) 其他先天性疾病：Marfan 综合征、Ehlers-Danlos 综合征、成骨不全。

(4) 内分泌病：糖尿病、肢端肥大、甲状旁腺功能亢进、甲状腺功能低下。

(5) 免疫缺陷病：低丙球蛋白血症、IgA 缺乏症、补体缺乏症。

3. 遗传性疾病。

(1) 先天性多关节弯曲。

(2) 过动综合征。

(3) 进行性骨化肌炎。

(六) 肿瘤

1. 原发性：滑膜瘤、滑膜肉瘤。

2. 继发性：白血病、多发性骨髓瘤、转移瘤。

(七) 神经血管病

1. 神经性关节病。

2. 压迫性神经病变。

(1) 周围神经受压(腕管综合征)。

(2) 神经根受压。

(3) 脊髓狭窄。

3. 交感神经反射性萎缩。

4. 其他：雷诺病。

(八) 骨与软骨病变

1. 骨质疏松(全身性、局限性)。

2. 骨软化。

3. 肥大性骨关节病。

4. 弥漫性原发性骨肥厚。

5. 骨炎。

6. 缺血性骨坏死。

7. 肋软骨炎。

8. 其他。

（九）非关节性风湿病

1. 关节周围病变:滑囊炎、肌腱病、附着端炎、囊肿。

2. 椎间盘病变。

3. 原发性下背痛。

4. 其他。

(1) 纤维肌痛、纤维织炎。

(2) 精神性风湿病。

(3) 局部性痛。

（十）其他有关节症状的疾病

1. 周期性风湿病。

2. 间歇性关节积液。

3. 药物致风湿综合征。

4. 其他:如慢性活动性肝炎、多中心性单核-巨噬细胞增多症、外伤等。

（涂　巍　张胜桃）

第四章　风湿性疾病

一、类风湿关节炎

类风湿关节炎（rheumatoid arthritis，RA）是一种以对称性、多关节、小关节病变为主的慢性全身性自身免疫性疾病，主要表现为关节肿痛，晚期可强直和畸形、功能严重受损。我国发病率0.32%～0.36%，80%的患者发病年龄在35～50岁，男女之比为1∶3。

【病因】

1. 感染：多种病原体如细菌、支原体和病毒等，可能与发病有关。

2. 遗传：该病有家族聚集现象，HLA-DR_4 和发病相关。

3. 免疫紊乱是主要的发病机制。

4. 受寒、受潮、劳累、营养不良、外伤、精神刺激可诱发本病。

【病理】

RA基本病理改变为关节滑膜炎和血管炎（包括类风湿结节）。

【诊断】

（一）临床表现

1. 一般症状：常缓慢起病，有乏力、食欲缺乏、体重减轻及低热等。

2. 关节表现

（1）最常见近端指间关节、掌指关节及腕关节为主的对称性、多关节、小关节肿痛、活动受限、指关节呈梭形肿胀、晚期可畸形。

（2）晨僵：持续时间常与病情活动程度一致。

3. 关节外表现。

（1）类风湿结节：见于关节隆突部位、单个或多个，数毫米至数厘米大小，持续数月至数年，是病情活动的表现。

（2）系统性表现：部分患者病情活动时有胸膜炎、间质性肺炎、心包炎、浅表淋巴结肿大、肝脾大等。

（二）实验室检查

1. 一般检查：轻、中度贫血，活动期血沉加快，C 反应蛋白增高。

2. 免疫学检查

（1）血清免疫球蛋白增高。

（2）抗核抗体 10%～20% 阳性。

（3）类风湿因子 80% 阳性。

（4）抗角蛋白抗体谱：抗 RA33 抗体、抗核周因子抗体（APF）、抗角蛋白抗体（AKA）、抗聚角蛋白微丝抗体（AFA）、抗环瓜氨酸肽抗体（抗 CCP）等有助于 RA 的早期诊断。

3. 滑液检查：半透明或不透明，黄色，黏度差，细胞数（3～50）$\times10^9$/L，中性粒细胞占 0.50 以上，类风湿因子阳性，有时可见类风湿细胞。

（三）特殊检查

1. X 线：早期关节周围软组织肿胀、骨质疏松，后期关节软骨破坏、侵蚀、关节间隙狭窄、强直和畸形。

2. 磁共振成像（MRI）：可发现早期 RA 滑膜炎及骨质破坏，对 RA 早期诊断有重要价值。

（四）类风湿关节炎特殊类型

1. 青少年型类风湿关节炎：全身型发病占 20%，表现为起病急骤，高热，关节肿痛，一过性皮疹，肝、脾和淋巴结肿大，血白细胞计数及中性粒细胞增高，血培养阴性，抗生素无效，肾上腺皮质激素有效。多关节型约占 45%，与成人 RA 相似。少关节炎型占 40%，受累关节数≤4 个，多发于膝、踝和肘关节，眼部病变多，如虹膜睫状体炎等。

2. Felty 综合征:发病率约占 1% ,类风湿关节炎表现伴有脾脏肿大及粒细胞减少。

(五) 诊断标准

1. 1987 年修订的 ACR 分类标准,包括临床表现、实验室检测和关节 X 线表现 3 部分:①晨僵至少 1 小时,≥6 周;②3 个或 3 个以上关节肿,≥6 周;③腕、掌指、近端指间关节肿,≥6 周;④对称性关节肿,≥6 周;⑤皮下结节;⑥手 X 线影像改变(至少有骨质疏松及关节腔隙狭窄);⑦类风湿因子阳性。

以上 7 项中有 4 项阳性者可诊断类风湿关节炎。

2. 2010 年 ACR 和欧洲抗风湿病联盟(EULAR)联合提出的 RA 分类标准和评分系统,本标准与 1987 年的分类标准比较,对具有慢性或侵蚀性的早期炎症性关节患者及早期 RA 患者,敏感性高。新的 RA 分类标准和评分系统包括:至少 1 个关节肿痛,并有滑膜炎的证据(临床、超声或 MRI);同时排除了其他疾病引起的关节炎,并有典型的常规放射学 RA 骨破坏的改变,可诊断为 RA。另外,该标准对关节受累情况、血清学指标、滑膜炎持续时间和急性时相反应物 4 个部分进行评分,总得分 6 分以上也可诊断 RA,见表 4-1。

表 4-1 2010 年 ACR/ EULAR 的 RA 分类标准和评分系统

项目	评分
关节受累情况(0 ~ 5 分)	
1 个大关节	0 分
2 ~ 10 个大关节	1 分
1 ~ 3 个小关节	2 分
4 ~ 10 个小关节	3 分
>10 个关节至少 1 个为小关节	5 分
血清学抗体检测(0 ~ 3 分)	
RF 或抗 CCP 均阴性	0 分
RF 或抗 CCP 至少 1 项低滴度阳性	2 分

续表

项目	评分
RF 或抗 CCP 至少 1 项高滴度阳性	3 分
滑膜炎持续时间(0 ~ 1 分)	
<6 周	0 分
≥6 周	1 分
急性期反应物(0 ~ 1 分)	
CRP 或 ESR 均正常	0 分
CRP 或 ESR 增高	1 分

注：以上各项累计最高评分≥6 分可以诊断 RA。

（六）鉴别诊断

1. 强直性脊柱炎：①多见于青少年男性患者；②以骶髂关节、腰椎病变为主；③X 线示骶髂关节炎，晚期腰椎呈竹节样变；④HLA-B27 阳性而类风湿因子阴性。

2. 风湿性关节炎：①发病前常有链球菌感染史；②游走性大关节炎；③心脏常受累；④血清抗链球菌溶血素 O 阳性，而类风湿因子阴性；⑤阿司匹林疗效较好。

3. 系统性红斑狼疮：①有系统性病变如浆膜炎、蛋白尿等；②有皮疹如蝶形红斑、盘状红斑、光过敏等；③抗 Sm 抗体、抗 ds-DNA 抗体阳性。

4. 痛风性关节炎：①多见于中年男性；②常表现为关节炎反复急性发作，好发部位为第 1 跖趾关节，也可侵犯膝、踝、肘、腕及手关节；③血清自身抗体阴性，而血尿酸水平大多增高；④慢性重症者可在关节周围和耳郭等部位出现痛风石。

【治疗】

治疗目的：控制炎症、缓解症状，控制病情进展，防止关节破坏和畸形、保持关节功能。急性期休息、关节制动，恢复期关节功能锻炼。

（一）药物治疗

1. 非甾体抗炎药（NSAIDs）：任选一种。改善关节疼痛和肿胀，但不能控制病情，必须与抗风湿药（DMARDs）同时应用。应用时需要注意 NSAIDs 的种类、剂量和剂型，用药个体化；尽可能用最低有效量、短疗程；一般先选用一种 NSAID，应用数日至 1 周无明显疗效时应加到足量，如仍然无效则再换用另一种制剂，避免同时服用 2 种或 2 种以上 NSAIDs；对有消化性溃疡病史者，宜用选择性 COX-2 抑制剂或其他 NSAIDs 加质子泵抑制剂；老年人可选用半衰期短或较小剂量的 NSAIDs；心血管高危人群应谨慎选用 NSAIDs，如需使用，建议选用对乙酰氨基酚或萘普生；肾功能不全者应慎用 NSAIDs。

2. 糖皮质激素：NSAIDs 疗效差的患者短期加用泼尼松 5 ~ 10mg，每日 1 次；对重症 RA 患者如有严重血管炎、心包炎、胸膜炎、高热等可短期使用中至大剂量泼尼松或地塞米松。

3. 改变病情抗风湿药（DMARDs）：对于 RA 患者应早期应用 DMARDs。如果有多关节受累、伴有关节外表现或早期出现关节破坏的病情较重者应考虑 2 种或 2 种以上 DMARDs 的联合应用。主要联合用药方法包括甲氨蝶呤、来氟米特、羟氯喹及柳氮磺吡啶中任意 2 种或 3 种联合，也可以考虑环孢素与上述药物联合使用。

（1）甲氨蝶呤（MTX）：口服或静脉注射 7.5 ~ 20mg，每周 1 次，服药期间应适当补充叶酸。常见的不良反应有脱发、口腔炎、恶心、腹泻、皮疹及肝损害，少数出现骨髓抑制，偶见肺间质病变。

（2）瑞得（金诺芬）：3mg，每日 2 次。常见的不良反应有腹泻、瘙痒、口腔炎、肝和肾损伤、白细胞减少，偶见外周神经炎和脑病。

（3）柳氮磺吡啶：开始每天 0.25g，逐渐加量至 0.75g，每日 3 次。主要不良反应有恶心、呕吐、腹痛、腹泻、皮疹、转氨酶增高，偶有白细胞、血小板减少，对磺胺过敏者慎用。

（4）青霉胺：第 1 个月 0.25g，每日 1 次，无效时逐月加

0.25g/d 至 0.25g，每日 3 次。不良反应有恶心、厌食、皮疹、口腔溃疡、嗅觉减退和肝肾损害等。

（5）来氟米特：10～20mg，每日 1 次。主要不良反应有腹泻、瘙痒、高血压、肝酶增高、皮疹、脱发和白细胞下降等。

（6）羟氯喹和氯喹：前者 200mg，每日 2 次，后者 250mg，每日 1 次。羟氯喹不良反应较少，但用药前和治疗期间应每年检查 1 次眼底，监测可能导致的视网膜损害。

（7）硫唑嘌呤：100mg，每日 1 次。不良反应有恶心、呕吐、脱发、皮疹、肝损害、骨髓抑制，可能对生殖系统有一定损伤，偶有致畸。

（8）环孢素：1～3mg/kg，分 1～2 次口服。主要不良反应有高血压、肝肾毒性、胃肠道反应、齿龈增生及多毛等。

（9）雷公藤多苷片：10～20mg，每日 3 次。主要不良反应是性腺抑制，不用于生育期患者。其他不良反应包括皮疹、色素沉着、指甲变软、脱发、头痛、食欲缺乏、恶心、呕吐、腹痛、腹泻、骨髓抑制、肝酶升高和血肌酐升高等。

（10）白芍总苷：常用剂量为 600mg，每日 2～3 次。不良反应主要有腹痛、腹泻、纳差等。

（11）青藤碱：每次 20～60mg，饭前口服，每日 3 次。主要不良反应有皮肤瘙痒、皮疹和白细胞减少等。

（12）生物制剂：有抗炎及防止骨破坏的作用。为增加疗效和减少不良反应，宜与 MTX 联合应用。常用生物制剂见表 4-2。用药前应进行结核筛查，除外活动性感染和肿瘤。

（二）手术治疗

1. 滑膜切除：药物疗效不佳时选用。

2. 关节成形术或人工关节置换术：晚期关节畸形、强直、功能严重障碍时可施行。

（三）特殊治疗

免疫吸附或血浆置换术：重症 RA 如有严重血管炎等，或药物疗效欠佳，可辅以血浆置换术或免疫吸附治疗。

表 4-2 治疗 RA 的常用生物制剂

药物名称(商品名)	作用机制	用法用量	不良反应
依那西普(Enbrel,益赛普,恩利)	重组可溶性 TNF 受体-抗体融合蛋白	25mg,皮下注射,每周两次或 50mg 每周 1 次	感染时禁用,轻微的注射局部反应,罕见脱髓鞘反应
英夫利西单抗(Remicade,类克)	人鼠嵌合 TNF 单克隆抗体	3mg/kg,初用时分别于第 0、2、6 周静脉注射,以后每 8 周注射 1 次	输液反应,感染,罕见脱髓鞘反应
阿达木单抗(Humira,修美乐)	重组全人源 TNF 单克隆抗体	40mg,皮下注射,每两周 1 次	输注反应,感染(包括结核复发),罕见脱髓鞘反应
利妥昔单抗(MabThera,美罗华)	嵌合型 CD20 单克隆抗体	500 ~ 1000mg,静脉注射,每两周 1 次,连用 2 ~ 3 次	初次输液反应,感染
阿那白滞素(Kineret)	IL-1 受体拮抗剂	100 ~ 150mg,皮下注射,每天 1 次	感染,注射部位反应,罕见超敏反应
托珠单抗(Actemra)	IL-6 受体拮抗剂	4 ~ 10mg/kg,静脉注射,每 4 周给药 1 次	感染,胃肠道症状,皮疹,头痛等
阿巴西普(Orencia)	CTLA4-Ig 融合基因	500mg(<60kg)、750mg(60 ~ 100kg)、1000mg(>100kg),分别在第 0、2、4 周经静脉给药,每 4 周注射 1 次	头痛,恶心,可能增加感染和肿瘤的发生率

【预后】

80%～90%的患者病情缓解，10%～20%致残，少数患者因系统性血管炎等重症RA或并发感染等死亡。

（凃　巍　张胜桃）

二、系统性红斑狼疮

系统性红斑狼疮（systemic lupus erythematosus，SLE）是一种以多器官、多系统损害，体内有多种自身抗体为特征的自身免疫性疾病。临床有发热、皮疹、关节炎、浆膜炎、肾炎等表现。青年女性多见，好发于20～40岁，男女发病率约1∶9。我国发病率为0.07%～0.1%。起病多数缓慢，缓解与发作常交替出现。

【病因】

1. 遗传因素：发病有家族聚集倾向及种族差异，HLADR2、DR3等频率异常。

2. 雌性激素水平增高。

3. 病毒感染：SLE体内至少发现有针对12种不同病毒和4种逆转录病毒抗体。

4. 环境因素。

（1）紫外线：约40%患者对日光紫外线过敏。

（2）药物：如肼屈嗪、普鲁卡因胺、苯妥英钠等。

（3）饮食：含补骨脂素、联胺基团及L-刀豆素食物可能诱发疾病。

本病在多种致病因子作用下，T淋巴细胞和B淋巴细胞协调失衡，致多克隆B淋巴细胞活化产生多种自身抗体，自身耐受和自我识别功能紊乱，造成自身组织损伤。

【病理】

主要病理改变为炎症反应和血管异常，它可以出现在身体任何器官。

【诊断】

（一）临床表现

1. 发热：90% 以上患者发热，各种热型均可见。

2. 皮疹：占 80%～85%，以水肿性红斑最常见，起先有斑丘疹、多形性红斑、甲周红斑等。典型的呈蝶形红斑、盘状红斑。58% 因日晒加重。50%～71% 脱发。

3. 黏膜：20%～40% 的患者口、鼻有溃疡、糜烂、出血、水疱。

4. 关节、肌肉：90% 的患者有大小关节肿痛。约 1/3 患者肌痛、15% 的患者肌无力。

5. 肾：50%～70% 的患者不同程度肾损害，血尿、蛋白尿、管型尿等，重症晚期患者肾功能不全，尿毒症。

6. 心血管：约 2/3 患者有心脏损害，以心包炎为主，其次心肌炎、心律失常、心脏扩大、赘生物性心内膜炎，部分患者可有动、静脉炎、血栓闭塞性脉管炎。约 44% 的患者有雷诺现象。

7. 呼吸系统：常见胸膜炎，少至中等量胸腔积液，胸腔积液以淋巴细胞为主，蛋白增多，有时可查到狼疮细胞，也可有肺实质浸润性病变，肺不张，肺间质纤维化，肺功能障碍。

8. 消化系统：约 40% 的患者食欲缺乏、呕吐、腹痛、腹泻，甚至出血、穿孔、梗阻。少数腹膜炎，腹水。

9. 神经系统：35%～50% 的患者有各种神经系统及精神障碍，包括头痛、呕吐、昏迷、癫痫样发作、周围神经炎、幻觉等症状。

10. 血液系统：常见轻、中度贫血，红细胞、白细胞、淋巴细胞及血小板计数减少，少数出现溶血性贫血，约半数局部或全身浅表淋巴结肿大，1/3 患者肝大、1/5 脾大。

（二）实验室检查

1. 一般检查

（1）血、尿常规：见血液系统和肾受损。

（2）血沉增快。

（3）循环免疫复合物阳性。

2. 自身抗体

（1）抗核抗体谱

1）抗核抗体：80%～95%患者阳性，以均质型及周边型多见，效价常与病情活动一致。

2）抗双链脱氧核糖核酸（dsDNA）抗体：特异性高，常作为SLE标志性抗体之一，但敏感性仅40%～50%。

3）抗可提取核抗原（ENA）抗体：其中对SLE有重要诊断价值的是抗Sm抗体，是SLE标记抗体之一，但敏感性仅20%～25%，且与疾病活动性无关。其他抗RNP抗体、抗SSA、SSB抗体均可出现，但特异性不高。抗rRNP抗体阳性代表SLE的活动。

4）抗核蛋白（DNP）抗体：SLE活动期可出现。

（2）抗磷脂抗体：包括抗心磷脂抗体和狼疮抗凝物等可阳性。

（3）抗组织细胞抗体：抗红细胞膜抗体（Coombs试验检测）、抗血小板相关抗体、抗神经元抗体等可阳性。

（4）其他：少数可有类风湿因子和抗中性粒细胞胞质抗体pANCA阳性。

3. 血清补体测定：血清总补体、C3、C4补体减少是病情活动指标之一。

4. 特殊检查

（1）狼疮带试验（LBT）：皮损部位LBT阳性率92%，暴露部位72%。

（2）肾活组织穿刺：按照2003年国际肾脏病协会（ISN）及肾脏病理学会工作组（RPS）的病理标准分6型：系膜轻微病变性（Ⅰ型）、系膜增生性（Ⅱ型）、局灶性（Ⅲ型）、弥漫性（Ⅳ型）、膜性（Ⅴ型）、终末性硬化性（Ⅵ型）。

（三）诊断标准

1. 1997年美国风湿病学会（ARA）修订的SLE分类诊断标准

（1）蝶形红斑：颧部遍及扁平或高出皮肤的固定性红斑，常不累及鼻唇沟部位。

（2）盘状红斑：隆起的红斑上覆有角质性鳞屑和毛囊栓

塞,旧病灶可有萎缩性瘢痕。

(3) 光过敏:日光照射引起皮肤过敏。

(4) 口腔或鼻咽部溃疡,一般为无痛性。

(5) 非侵蚀性关节炎,有2个或2个以上外周关节肿痛或积液。

(6) 胸膜炎或心包炎。

(7) 肾病变:蛋白尿>0.5g/d或+++,或管型(红细胞、血红蛋白、颗粒或混合管型)。

(8) 神经系统异常:癫痫发作或精神病,非药物或代谢紊乱等所致。

(9) 血液学异常:溶血性贫血、白细胞减少($<4\times10^9/L$)、淋巴细胞减少($<1.5\times10^9/L$)、血小板减少($100\times10^9/L$)。

(10) 免疫学异常:抗ds-DNA抗体阳性,或抗Sm抗体阳性,或抗磷脂抗体阳性(包括抗心磷脂抗体或狼疮抗凝物,或至少持续6个月的梅毒血清试验假阳性3者中具备1项阳性)。

(11) 抗核抗体阳性。

该分类标准的11项中,符合4项或4项以上者,在除外感染、肿瘤和其他结缔组织病后,可诊断SLE。其敏感性和特异性分别为95%和85%。

2. 2009年SLE国际临床协助组对SLE的分类标准再次进行了修订,分为临床和免疫学标准两个部分。

(1) 临床标准:①急性或亚急性皮肤狼疮表现;②慢性皮肤狼疮表现;③口鼻部溃疡;④脱发;⑤炎性滑膜炎;⑥浆膜炎;⑦肾脏病变,尿蛋白>0.5g/24h或有红细胞管型;⑧神经病变,癫痫发作或精神异常,多发性单神经炎、脊髓炎、外周或脑神经病变、脑炎;⑨溶血性贫血;⑩白细胞减少或淋巴细胞减少;⑪血小板减少。

(2) 免疫学标准:①ANA滴度高于实验室参考标准;②抗dsDNA抗体高于实验室参考标准(用ELISA方法须2次均升高);③抗Sm抗体阳性;④抗磷脂抗体阳性,即狼疮抗凝物阳性,梅毒血清学试验假阳性,抗心磷脂抗体水平异常;⑤补体降低,包括C3、C4、CH50;⑥直接抗人球蛋白(Coombs)试验阳性

(非溶血性贫血状态)。

(3)确诊条件:①满足以上4项标准,包括至少1项临床标准和1项免疫学标准;②肾活检证实为狼疮肾炎(LN)且ANA或抗dsDNA抗体阳性。

(四)鉴别诊断

1. 类风湿关节炎:SLE有典型皮疹、关节病变非侵蚀性、无畸形,多有肾病变,抗Sm抗体阳性、抗dsDNA抗体阳性。

2. 皮肌炎或多发性肌炎:SLE肌肉疼痛、肌无力症状较轻、肌酶谱多正常、肌电图无特异性改变,而肾病变多见、抗dsDNA抗体阳性、抗Sm抗体阳性,抗Jo-1抗体、抗Pm-1抗体阴性。

3. 结核性胸膜炎或心包炎:常无皮疹,关节症状不明显,肾常不累及,抗核抗体一般阴性,抗Sm抗体、抗dsDNA抗体阴性。

4. 肾小球肾炎、肾病综合征:SLE患者有皮疹、关节症状,抗核抗体阳性、抗Sm抗体阳性、抗dsDNA抗体阳性、狼疮带试验阳性,必要时肾活检可鉴别。

(五)病情活动性和病情轻重程度的评估

1. 病情活动性:各种SLE的临床症状,尤其是新近出现的症状,均可能提示疾病的活动。与SLE相关的多数实验室指标也与疾病的活动有关。提示SLE活动的主要表现有:中枢神经系统受累(可表现为癫痫、精神病、器质性脑病、视觉异常、脑神经病变、狼疮性头痛、脑血管意外等,但需排除中枢神经系统感染),肾受累(包括管型尿、血尿、蛋白尿、白细胞尿),血管炎,关节炎,肌炎,发热,皮肤黏膜表现(如新发红斑、脱发、黏膜溃疡),胸膜炎,心包炎,低补体血症,抗dsDNA抗体滴度增高,血三系减少(需除外药物所致的骨髓抑制),红细胞沉降率(ESR)增快等。国际上通用的几个SLE活动性判断标准包括:英国狼疮评估小组评分(BILAG)、SLE疾病活动指数(SLEDAI)、系统性狼疮活动程度检测(SLAM)等,其中以BILAG和SLEDAI最为常用。

2. 病情轻重程度的评估:轻型SLE指诊断明确或高度怀疑者,但临床稳定且无明显内脏损害,所有系统BILAG评分为

C 或 D 类，SLEDAI 积分<10 分。中度活动型狼疮是指有明显重要脏器累及且需要治疗的患者，BILAG 评分 B 类（≤2 个系统），或 SLEDAI 积分在 10～14 分。重型 SLE 是指狼疮累及重要脏器，任何系统 BILAG 评分至少 1 个系统为 A 类和（或）>2 个系统达到 B 类者，或 SLEDAI≥ 15 分。

【治疗】

（一）药物治疗

1. 糖皮质激素：轻症（如发热、关节炎、浆膜炎等）泼尼松 30mg/d，每日 1 次，4～6 周病情好转后缓慢减量，重症每天 50～60mg/d，每日 1 次，病情好转后渐减量，开始可每周减 5mg，至 30mg 左右再缓慢递减，维持量每天 10mg 左右。如果病情允许，泼尼松维持治疗的剂量尽量少于 10mg。激素的不良反应除感染外，还包括高血压、高血糖、高血脂、低钾血症、骨质疏松、无菌性骨坏死、白内障、向心性肥胖、水钠潴留等。

2. 非甾体抗炎药：轻症病例且无肾病变者可选用，萘普生 0.25g，每日 2 次；双氯芬酸 25mg，每日 3 次。

3. 免疫抑制剂：肾上腺皮质激素疗效欠佳，减量后易复发，有严重不良反应者或重症病例加用。

（1）环磷酰胺：每次剂量 0.5～1g/m^2 体表面积，静脉滴注，4 周左右重复 1 次，多数患者 6～12 个月后病情缓解，而在巩固治疗阶段，常需要继续环磷酰胺冲击治疗，延长用药间歇期至约 3 个月 1 次，维持 1～2 年。由于对环磷酰胺的敏感性存在个体差异，并且年龄、病情、病程和体质使其对药物的耐受性有所区别，所以治疗时应根据患者的具体情况制定剂量、冲击间隔期和疗程；或 1～2mg/(kg · d)，口服。环磷酰胺的不良反应包括诱发感染、骨髓抑制、性腺抑制（尤其是女性的卵巢功能衰竭）、胃肠道反应、脱发、肝功能损害，少见远期致癌作用（主要是淋巴瘤等血液系统肿瘤），出血性膀胱炎、膀胱纤维化和长期口服而导致的膀胱癌。

（2）硫唑嘌呤：1～2mg/(kg · d)，口服。不良反应包括骨髓抑制、胃肠道反应、肝功能损害等。少数对硫唑嘌呤极敏感者用药短期就可出现严重脱发和造血危象，引起严重粒细胞和血小板缺乏症，轻者停药后血象多在 2～3 周内恢复正常，重者则需按粒细胞缺乏或急性再生障碍性贫血处理，以后不宜再用。

（3）长春新碱：SLE 伴血小板减少性紫癜患者，长春新碱 2mg，稀释后静脉注射，每周 1 次，4 周 1 个疗程。

（4）羟氯喹和氯喹：对皮疹、光敏感、关节炎患者有效。前者 200mg，每日 2 次，后者 250mg，每日 1 次。主要不良反应是眼底病变。用药超过 6 个月者，应每半年检查眼底。有心动过缓或有传导阻滞者禁用抗疟药。

（5）雷公藤多苷：狼疮肾炎患者雷公藤多苷 10mg，每天 3～4 次。

（6）环孢素：对狼疮肾炎，特别是Ⅴ型 LN 有效。环孢素剂量 3～5mg/(kg · d)，分 2 次口服。用药期间注意肝、肾功能及高血压、高尿酸血症、高血钾等，有条件者应测血药浓度调整剂量，血肌酐较用药前升高 30%，需要减药或停药。环孢素对 LN 的总体疗效不如环磷酰胺冲击疗法，对血液系统累及的治疗有其优势。

（7）甲氨蝶呤：主要用于关节炎、肌炎、浆膜炎和皮肤损害为主的 SLE。剂量 7.5～15mg，每周 1 次。其不良反应有胃肠道反应、口腔黏膜糜烂、肝功能损害、骨髓抑制，偶见甲氨蝶呤导致的肺炎和肺纤维化。

（8）霉酚酸酯（MMF）：治疗 LN 有效，能够有效地控制Ⅳ型 LN 活动；其不良反应总体低于环磷酰胺，但尚不能替代环磷酰胺。其常用剂量为 1～2g/d，分 2 次口服。随着 MMF 剂量的增加，感染风险也随之增加。

（9）沙利度胺：对抗疟药不敏感的顽固性皮损可选择，常用量 50～100mg/d，1 年内有生育意向的患者忌用。

4. 狼疮危象的治疗：狼疮危象是指急性的危及生命的重症 SLE。如急进性 LN、严重的中枢神经系统损害、严重的溶血性贫血、血小板减少性紫癜、粒细胞缺乏症、严重心脏损害、严重狼疮性肺炎或肺出血、严重狼疮性肝炎、严重的血管炎等。

可考虑大剂量甲泼尼龙冲击治疗。大剂量甲泼尼龙冲击治疗通常是指：甲泼尼龙 500 ~ 1000mg，每天 1 次，加入 5% 葡萄糖 250ml，缓慢静脉滴注 1 ~ 2 小时，连续 3 天为 1 个疗程，疗程间隔期 5 ~ 30 天，间隔期和冲击后需给予泼尼松继续治疗。甲泼尼龙冲击疗法只能解决急性期的症状，疗效不能持久，必须与其他免疫抑制剂，如环磷酰胺冲击疗法配合使用，否则病情容易反复。

（二）特殊治疗

1. 静脉注射大剂量丙种球蛋白：适用于某些病情严重而体质极度衰弱者或并发全身性严重感染者。每日 0. 4g/kg，静脉滴注，3 ~ 5 天为 1 个疗程。

2. 免疫吸附或血浆置换疗法：药物疗效欠佳及危重症 SLE 抢救时采用。

3. 洗涤红细胞：严重自身免疫性溶血性贫血时输注。

4. 血液或腹膜透析：SLE 伴肾衰竭时选用。

5. 肾移植：肾衰竭患者透析无效或有禁忌证者。

（三）对症治疗

1. 急性期卧床休息，慢性期劳逸结合。

2. 避免 SLE 诱发因素，如阳光直晒、感染、妊娠和分娩、手术、诱发狼疮的药物等。

3. 积极控制感染。

4. 治疗并发症。

（四）几种特殊情况处理

1. SLE 合并无菌性骨坏死

（1）停用泼尼松或减至最小维持量。

（2）避免受损关节的负重。

（3）可应用非甾体抗炎药。

（4）介入治疗，髋关节置换术、人工股骨头置换术等。

2. SLE 合并妊娠、分娩

（1）无重要脏器损害、病情稳定≥1 年，细胞毒免疫抑制剂（环磷酰胺、甲氨蝶呤等）停药半年，激素仅用小剂量维持时

(≤10mg/d)方可怀孕。

(2) 定期随访,密切监测,以决定是否中止或继续妊娠。

(3) SLE 活动按活动期处理。

【预后】

随着 SLE 诊断水平的提高,早期合理治疗使预后明显改观,5 年和 10 年生存率分别为 85% 和 75% 以上,SLE 死因主要为感染、肾衰竭和中枢神经系统狼疮。

(涂　巍　张胜桃)

三、系统性硬化病

系统性硬化病(systemic sclerosis,SSc)曾命名为硬皮病、进行性系统性硬化。是以局限性或弥漫性皮肤、内脏器官结缔组织纤维化、硬化及萎缩为特点的全身结缔组织病。本病好发于 20～50 岁,男∶女为 1∶(3～4),年发病率为(4～12)/100 万,发病与季节无关。

【病因】

遗传因素(如 HLA-DR1 和 DR3 频率较高)、环境因素、雌激素等多种因素刺激所导致的自身免疫性疾病。

【病理】

结缔组织炎性细胞浸润,血管内膜增生,血管壁萎缩、纤维化与血管闭塞,胶原纤维增生与硬化、萎缩。

【诊断】

(一) 临床表现

1. 起病常隐袭。

2. 皮肤、黏膜:开始皮肤病变见于双侧手指、面部,后向躯干蔓延,经历肿胀期(皮肤变厚、紧张、苍白和皮温降低)、硬化期(皮肤增厚、变硬如皮革,呈蜡样光泽,面部呈假面具状,皱纹消失和张口困难),最后萎缩期(皮肤光滑而细薄,如羊皮纸紧贴于皮下骨面)。黏膜(如口腔、阴道黏膜)可硬化、萎缩。

3. 雷诺现象:约为70%患者的首发症状,有时为硬皮病早期唯一表现,是该病的典型症状之一。

4. 关节和肌肉:关节炎或关节痛,以手指关节常见,指端可因缺血而造成指垫丧失,指骨溶解、吸收而缩短。肌肉无力和萎缩。

5. 消化系统:食管受累而引起吞咽困难,反流性食管炎,吸收不良综合征等。

6. 肺:间质性肺炎、纤维化,通气、换气功能受损。

7. 心:心脏增大、心力衰竭、心包炎、心律失常和肺动脉高压等是死亡的重要原因之一。

8. 肾:约17%受累,蛋白尿、血尿,有时出现硬皮病危象(急进性高血压、进行性肾衰竭)是重要死因之一。

9. 其他:发热、多发性神经炎等。

10. 分型

(1) 局限型皮肤型SSc:特点为皮肤病变局限于手指、前臂远端,可有颜面和颈部受累。内脏病变出现较晚。预后较好。

(2) CREST综合征:局限性皮肤型SSc的一个亚型,表现为手指软组织钙化(calcinosis)、雷诺现象(Raynaud's phenomenon)、食管运动功能障碍(esophageal dysmotility)、硬指(sclerodactyly)及毛细血管扩张(telangiectasis)。

(3) 弥漫型皮肤型SSc:特点为对称性广泛性皮肤纤维化,除累及肢体远端和近端、面部和颈部外,尚累及胸部和腹部皮肤。进展快,内脏器官受累,预后较差,10年生存率50%左右。

(4) 无皮肤硬化的SSc(SSc sine scleroderma):无皮肤增厚的表现,但有雷诺现象、SSc特征性的内脏表现和血清学异常。

(5) 重叠综合征:局限或弥漫型伴有另一种结缔组织病。

(二)实验室检查

1. 血沉加快。

2. 自身抗体

(1) 抗核抗体:阳性率70%~95%,以斑点型、核仁型为主。

(2) 抗Scl-70抗体:阳性率40%~60%,是弥漫型SSc标志抗体。

(3) 抗着丝点抗体:是局限型 SSc 标记抗体,特别是 CREST 综合征时阳性。

(4) 抗核仁抗体:阳性率约 20 % 。

(三) 特殊检查

1. 皮肤活检:胶原纤维增生、肿胀、硬化和萎缩,结缔组织炎性细胞浸润,小血管壁增厚、管腔变小和闭塞。

2. X 线检查:食管蠕动减弱、管壁僵硬。间质性肺炎、肺纤维化等。

3. 肺功能测定:肺容量及弥散功能减低。

(四) 诊断标准

1980 年美国风湿学会制订的 SSc 分类标准:

1. 主要指标:近端硬皮,对称性手指及掌指或跖趾近端皮肤增厚、紧硬,类似病变亦见于整个四肢、面、颈、躯干(胸腹)。

2. 次要指标

(1) 硬指:上述皮肤改变仅限于手指。

(2) 指端可凹性结疤或指垫变薄、丧失。

(3) 肺底部纤维化:无原发性肺部疾病患者双肺底部出现网状条索、结节、密度增加,亦可呈弥漫斑点或蜂窝状。

具备 1 个主要指标或 2 个次要指标可诊断为 SSc。

(五) 鉴别诊断

1. 局部性硬皮病:局部皮肤变硬呈线状或斑点状,界限清楚,无血清学及内脏病变。

2. 混合结缔组织病:该病有手指肿胀、雷诺现象,易与 SSc 混淆,但它兼有狼疮及肌炎表现,如蛋白尿、肌无力、肌酶增高,高滴度抗 RNP 抗体可鉴别。

3. 嗜酸性筋膜炎:肢体局部压痛、肿胀、硬结,但一般不影响手、足和面部,嗜酸粒细胞增多,无雷诺现象及内脏损害,自身抗体阴性,活检可见深筋膜、皮下组织广泛炎症和硬化。

4. 硬肿病:皮肤发硬,但病损发展快,短期内可累及全身皮肤,但手、足常不受累;无雷诺现象;抗 Scl-70 抗体等阴性;

病程常自限性;发病前常有感染史,如流感、咽炎、扁桃体炎等。

【治疗】

(一)药物治疗

1. 抗纤维化治疗:迄今为止尚无一种药物(包括青霉胺)被证实对纤维化有肯定的疗效。青霉胺:开始 0.125g/d,后每隔 2~4 周增加 0.125g/d,至 0.75~1.25g/d,如有效则减量维持,至少 10 年。

有研究显示甲氨蝶呤可改善早期弥漫性 SSc 的皮肤硬化,而对其他脏器受累无效。因此,甲氨蝶呤被推荐用于治疗弥漫性 SSc 的早期皮肤症状。其他药物如环孢素、他克莫司、松弛素、低剂量青霉胺和静脉丙种球蛋白(IVIG)对皮肤硬化可能也有一定改善作用。

环磷酰胺被推荐用于治疗 SSc 的间质性肺病,环磷酰胺冲击治疗对控制活动性肺泡炎有效。近期的非对照性实验显示抗胸腺细胞抗体和霉酚酸酯对早期弥漫性病变包括间质性肺病可能有一定疗效。

乙酰半胱氨酸对肺间质病变可能有一定的辅助治疗作用。

2. 扩血管药

(1) 硝苯地平:10mg,每日 3 次。

(2) 地尔硫䓬:30mg,每日 3 次。

(3) 维拉帕米:40mg,每日 3 次。

(4) 地巴唑:20mg,每日 3 次。

3. 糖皮质激素和免疫抑制剂:用于弥漫型硬皮病,泼尼松 30~40mg/d,连服数周,递减至 10~15mg/d 维持,肺纤维化、肾损害特别是晚期氮质血症不用。免疫抑制剂疗效不肯定,常用的有环孢素、环磷酰胺、硫唑嘌呤、甲氨蝶呤等,有报道对皮肤关节和肾病变有一定疗效。

4. 其他

(1) 血管紧张素转换酶抑制剂:SSc 相关肾危象应使用血管紧张素转换酶抑制剂(ACEI)控制高血压。肾功能不全透析的患者,仍应继续使用 ACEI。激素与 SSc 肾危象风险增加相关，使用激素的患者应密切监测血压和肾功能。

(2) 中药：复方丹参片3片，每日3次，或丹参注射液12ml/d静脉滴注。

(3) 低分子右旋糖酐：500ml静脉滴注，每日1次，10天1个疗程，连续或间歇治疗2～3个疗程。

(二) 免疫吸附或血浆置换

用于重症及药物疗效不佳患者。

(三) 一般治疗

保暖、营养、避免劳累及精神紧张、戒烟和去除感染病灶。

【预后】

确诊后5年生存率为60%～70%，内脏受侵犯者预后差，死亡原因主要为肾衰竭、心力衰竭、严重心律失常和呼吸衰竭。

(凃　巍　张胜桃)

四、多发性肌炎和皮肌炎

多发性肌炎(polymyositis，PM)和皮肌炎(dermatomyositis，DM)是一组以骨骼肌的炎性病变为主的自身免疫病，多侵犯四肢近端及颈部肌群，表现为肌无力、肌痛。伴有特征性皮疹的称为皮肌炎。常累及全身多个脏器，伴发肿瘤的频率增高约为10%～30%。发病率在(0.5～8)/10万，男女比例为1∶3，发病年龄有两个高峰，10～14岁、45～54岁，伴发恶性肿瘤平均年龄60岁。每年1～2月发病较多。

【病因】

1. 细胞与体液免疫异常：如体内有多种自身抗体及炎细胞浸润等。

2. 感染因素：可能与柯萨奇病毒、腺病毒、弓形虫感染有关。

3. 遗传因素：HLA-B8、DR3基因群发病率高。

4. 肿瘤：由于肿瘤抗原引起免疫改变。

【病理】

骨骼肌纤维变性、坏死,再生与束周肌纤维萎缩及间质性炎症改变为主。

【诊断】

(一) 临床表现

1. 起病隐匿,少数以急性或亚急性起病,发热、食欲缺乏、体重减轻。

2. 肌肉:肌无力、肌痛,最先受累的是肢带肌、四肢近端肌肉及颈肌,特别是骨盆带肌和下肢肌肉,患者起立、上楼、下蹲、抬臂、梳头、穿衣困难,不能起床和翻身,咽肌、呼吸肌受累引起吞咽、呼吸困难。但眼外肌、面肌一般不受累。

3. 皮肤损害:特征性皮疹包括:①眶周水肿性紫红色斑,向阳性皮疹(heliotrope rash),在面、颈及上胸部"V"字区也可见。②Gottron 征,在指、趾关节伸侧红斑性鳞屑性疹。可有手指溃疡、甲周梗死。

4. 脏器损害

(1) 消化道:10%~30% 吞咽困难、食管扩张、蠕动差。

(2) 肺:间质性肺炎、肺纤维化、限制性肺通气功能障碍。

(3) 心:心肌炎、心律失常、心力衰竭,心电图 ST-T 改变等。

5. 其他:发热、食欲缺乏、体重减轻,20%~60% 患者关节炎或关节痛。20% 有雷诺现象。

(二) 实验室检查

1. 血沉增快。

2. 肌酶谱测定

(1) 肌酸激酶(CK)及同工酶(CKMM):最敏感,增高或降低可作为病情严重程度及疗效指标。

(2) 乳酸脱氢酶:增高。

(3) 谷草转氨酶、谷丙转氨酶:增高。

3. 自身抗体

(1) 抗核抗体:约 3/4 病例阳性,常见斑点型。

(2) 抗氨酰 tRNA 合成酶抗体(抗 Jo-1、EJ、PL-12、PL-7 和

OJ 抗体)：其中抗 Jo-1 抗体检出率最高，PM 阳性率 30%，DM 阳性率 10%。

(3) 抗 SRP 抗体：阳性率约 4%。

(4) 抗 Mi-2 抗体：阳性率约 21%。

(5) α_2 免疫球蛋白、γ 免疫球蛋白增高。

(三) 特殊检查

1. 肌电图：示肌源性病变。

2. 病理检查(肌肉活检)：表现为肌纤维变性、坏死、再生、萎缩(常集中于肌束周围)及炎症细胞浸润(多数为淋巴细胞、吞噬细胞、浆细胞)。

(四)分型

特发性炎症性肌病临床上常分为下列类型：

1. 多发性肌炎。

2. 皮肌炎。

3. 恶性肿瘤相关性多发性肌炎或皮肌炎。

4. 儿童皮肌炎。

5. 结缔组织病伴发多发性肌炎或皮肌炎。

6. 包涵体肌炎：肌活检见肌核、肌质内有嗜伊红色包涵体，电镜下有异常纤丝，肾上腺皮质激素无效。

7. 无肌病性皮肌炎。

(五) 诊断标准

1. 典型对称性近端肌无力表现。

2. 肌酶谱升高。

3. 肌电图示肌源性损害。

4. 肌活检异常。

5. 典型的皮肤损害：①眶周皮疹，眼睑呈淡紫色，眶周水肿；② Gottron 征，掌指及近端指间关节背面的红斑性鳞屑疹；③膝、肘、踝关节、面部、颈部和上半身出现的红斑性皮疹。

确诊 PM 符合 1～4 条中的所有标准；拟诊 PM 符合 1～4 条中的任何 3 条标准；可疑 PM 符合 1～4 条中的任何 2 条标准；确诊 DM 应符合第 5 条加 1～4 条中的任何 3 条；拟诊 DM

应符合第 5 条及 1 ~ 4 条中的任何 2 条；可疑 DM 应符合第 5 条及 1 ~ 4 条中的任何 1 条标准。

（六）鉴别诊断

1. 重症肌无力：①最常累及眼外肌，如眼睑下垂等；②肌无力晨轻暮重；③抗乙酰胆碱受体测定、疲劳试验、新斯的明试验可鉴别；④无肌炎的自身抗体、肌酶谱、肌电图及肌活检的特点。

2. 旋毛虫病：有食不熟肉史、肌痛明显，尤以腓肠肌压痛明显，眶周水肿、球结膜炎、旋毛虫血清试验（+）、肌活检可发现虫体及包囊。

3. 风湿性多肌痛：常见于 50 岁以上老年人，有肌痛但肌无力不明显，肌酶谱、肌电图及活检正常，小剂量肾上腺皮质激素疗效好。

4. 类固醇肌病：有大量、长期服糖皮质激素类药物史，有肌痛而不伴有肌酶、肌电图及活检的改变。

【治疗】

（一）药物治疗

1. 糖皮质激素：首选，泼尼松 1 ~ 2mg/（kg · d）口服或等效剂量的地塞米松静脉滴注直至肌无力明显好转，肌酶谱下降至正常（至少用药 1 个月）后开始缓慢减量，每 2 ~ 3 周减 5mg，维持量 10 ~ 15mg/d，总疗程不少于 2 年。对于严重的肌病患者或伴严重吞咽困难、心肌受累或进展性肺间质病变的患者，可加用甲泼尼龙冲击治疗，甲泼尼龙每日 500 ~ 1000mg，静脉滴注，连用 3 天。

2. 免疫抑制剂：糖皮质激素疗效欠佳或有明显不良反应时加用。

（1）甲氨蝶呤：7.5 ~ 20mg，每周 1 次，是治疗 PM/DM 最常用的免疫抑制剂。

（2）硫唑嘌呤：1 ~ 2mg/（kg · d），用药 6 个月后才能判断是否有明显的治疗效果。

（3）羟氯喹和氯喹：对皮肤病变有一定疗效。前者 200mg，每日 2 次，后者 250mg，每日 1 次。

(4) 环孢素:主要用于甲氨蝶呤和硫唑嘌呤治疗无效的病例。环孢素起效时间比硫唑嘌呤快,常用的剂量为 3 ~ 5mg/(kg · d)。

(5) 环磷酰胺:环磷酰胺单独对控制肌肉炎症无效,主要用于伴有肺间质病变的病例。用法为口服 2 ~ 2.5mg/(kg · d)或每月静脉滴注 0.5 ~ 1.0 g/m^2 体表面积。

3. 生物制剂:近年来有不少用抗肿瘤坏死因子单抗、抗 B 细胞抗体或抗补体 C5 治疗难治性的 PM 或 DM 可能有效。但大部分研究都是小样本或个案报告,确切的疗效有待大样本研究。

4. 静脉注射大剂量丙种球蛋白:适用于病情严重者。每日 0.4g/kg,静脉滴注,3 ~ 5 天为 1 个疗程。

(二) 免疫吸附或血浆置换疗法

重症患者及药物疗效欠佳时可试用。

(三) 一般治疗

1. 去除感染病灶,应查明是否合并有恶性肿瘤,以及时治疗。

2. 高维生素、高蛋白饮食。

3. 补充适量维生素:如维生素 C、维生素 E 等。

4. 中医中药。

【预后】

5 年生存率约 80% ,死因主要为合并恶性肿瘤、心律失常、心功能不全、呼吸衰竭。

(凃 巍 张胜桃)

五、干燥综合征

干燥综合征(Sjögren syndrome,SS)由瑞典医师 Sjögren 在 1993 年首先描述,是一种以侵犯外分泌腺,尤其是唾液腺和泪腺为主的系统性自身免疫性疾病。表现为口眼干燥,血清中有抗 SSA、SSB 等多种自身抗体。国内普查患病率为 0.29% ~

0.77%。女性多见。有原发性和继发性之分,后者继发于其他自身免疫性疾病,如类风湿关节炎、系统性红斑狼疮等。

【病因】

1. 遗传:HLA-B8、DR3基因频率高,但与种族相关。

2. 病毒:认为与EB病毒、巨细胞病毒、HIV病毒感染有关。

3. 免疫因素:患者抑制性T细胞减少及有抗SSA、SSB等抗体。

【病理】

以泪腺、唾液腺病变为主,腺体及小管周围淋巴细胞及浆细胞浸润,最终导致腺泡萎缩、消失,由大量浸润细胞和增生结缔组织替代。

【诊断】

(一) 临床表现

多种多样,从无症状直至系统性损害而死亡。

1. 外分泌腺体症状

(1) 口干燥症:口干、舌干而皲裂,龋齿多,猖獗龋,腮腺、颌下腺肿大,进固体食物时需水送下。

(2) 眼干燥症:眼干涩,异物感,眼内眦黏稠丝状分泌物,角结膜炎,虹膜睫状体炎,严重时失明。

(3) 其他:鼻腔、气管干燥,阴道干燥,胃酸减少,萎缩性胃炎,慢性胰腺炎等。

2. 腺体外症状

(1) 一般症状:低热,关节肌肉痛,乏力,紫癜,结节红斑,雷诺现象。

(2) 系统性症状:①肾脏,以肾小管功能损害为主,低钾麻痹,肾性尿崩症,肾性软骨病,亚临床型肾小管酸中毒(尿pH>5.5、氯化铵试验阳性),严重时可出现肾衰竭。②肺,间质性肺炎,肺间质纤维化,小气道功能减低,弥散、限制功能障碍。③肝、脾,肝大、肝功损害、肝穿刺病理检查有慢性活动性肝炎或非特异性肝病变,少数脾大。④血液,轻度贫血或白细胞或血小板减少,淋巴结肿大,可出现假性淋巴瘤表现,淋巴瘤发生率增加。⑤神经系统，中枢或周围神经病变或精神症状、癫痫样发作等。

（二）实验室检查

1. 自身抗体

（1）抗核抗体及抗核抗体谱：抗核抗体及抗 SSA、抗 SSB 抗体阳性。

（2）抗 α-胞衬蛋白抗体：该抗体敏感性为 52%～95%，特异性为 87%～100%。

（3）抗Ⅲ型毒蕈碱样乙酰胆碱（M3）受体抗体：对原发性干燥综合征诊断有重要意义，敏感性为 80%～90%，特异性为 90%。

2. 眼科检查

（1）泪液流率（Schirmer 试验、滤纸试验）：5 分钟内湿润长度≤10mm 为异常。

（2）角膜染色：点超过 10 个为异常。

（3）泪膜破裂时间：短于 10 秒为异常。

3. 口腔科检查

（1）唾液流率：每分钟平均<0.6ml。

（2）腮腺碘油造影：腮腺导管不规则狭窄、扩张，腺体末端呈葡萄状。

（3）腮腺闪烁扫描和放射性核素测定：浓聚和排出 ^{99m}Tc 功能差，对酸性刺激反应低下甚至消失。

（4）唇腺活检：$4mm^2$ 组织块内有 1 个以上单核细胞浸润病灶。

（三）诊断标准

干燥综合征国际分类（诊断）标准（2002 年修订版）见表 4-3 和表 4-4。

表 4-3　干燥综合征分类标准

Ⅰ. 口腔症状：3 项中有 1 项或 1 项以上
（1）每日感到口干持续 3 个月以上
（2）成年后腮腺反复或持续肿大

续表

(3) 吞咽干性食物时需要水帮助
Ⅱ. 眼部症状:3 项中有 1 项或 1 项以上
(1) 每日感到不能忍受的眼干持续 3 个月以上
(2) 有反复的沙子进眼或砂磨感觉
(3) 每日需用人工泪液 3 次或 3 次以上
Ⅲ. 眼部体征:下述检查任 1 项或 1 项以上阳性
(1) Schirmer Ⅰ 试验(+) (≤5mm/5min)(不采用角膜麻醉方法)
(2) 角膜染色(+)(≥4 van Bijsterveld 计分法)
Ⅳ. 组织学检查:下唇腺病理示淋巴细胞灶≥1
Ⅴ. 唾液腺受损:下述检查任 1 项或 1 项以上阳性
(1) 唾液流率(+)(≤1.5ml/15min)(不刺激法)
(2) 腮腺造影(+)
(3) 唾液腺放射性核素检查(+)
Ⅵ. 自身抗体:抗 SSA 或抗 SSB(+) (双扩散法)

表 4-4 上述标准的具体分类

1. 原发性干燥综合征:无任何潜在疾病的情况下,有下述(1)或(2)则可诊断:
(1) 符合表 4-3 条目中 4 条或 4 条以上,但必须含有条目Ⅳ (组织学检查) 和条目Ⅵ (自身抗体)
(2) 条目Ⅲ、Ⅳ、Ⅴ、Ⅵ4 条中任 3 条阳性
2. 继发性干燥综合征:患者有潜在的疾病 (如任一结缔组织病,符合表 4-3 条目Ⅰ和Ⅱ中任 1 条,同时符合条目Ⅲ、Ⅳ、Ⅴ中任 2 条)。
3. 必须除外:颈头面部放疗史,丙肝病毒感染,AIDS,淋巴瘤,结节病,GVH 病,抗乙酰胆碱药的应用(如阿托品、莨菪碱、溴丙胺太林、颠茄等)

(四) 鉴别诊断

1. 糖尿病:两病均可有口干症状,但糖尿病多饮、多尿、多食和消瘦更明显,血、尿糖增高,而无干燥综合征的眼、口腔及实验室异常。

2. 家族性周期性麻痹：两者均可有低钾而致麻痹，补钾后可好转，但该病常无干燥综合征的其他症状和实验室异常。

【治疗】

主要是对症和替代疗法。

1. 口、眼干燥。

(1) 注意口腔清洁卫生、戒烟、戒酒、睡前用眼膏。

(2) 用人工唾液和人工泪液。

(3) 避免用加重口、眼干燥的药物如利尿剂、抗胆碱能作用药物、抗高血压药物、抗抑郁药物。

(4) M3 受体激动剂毛果芸香碱(匹罗卡品)、环戊硫酮和西维美林(cevimeline)：常用剂量为毛果芸香碱 5mg，每日 3 次，10～20mg/d，环戊硫酮 25mg，每日 3 次，西维美林较毛果芸香碱更特异地作用于外分泌腺体中的 M3 受体，西维美林 20～30mg，每日 3 次，治疗口、眼干燥症效果良好，不良反应与毛果芸香碱相似。

此外，环孢素滴眼液可能对干燥性角膜炎有效。

(5) 中药生津止渴。

2. 伴有脏器病变时加用肾上腺皮质激素，剂量同其他结缔组织病。病情严重者合用免疫抑制剂。目前有越来越多的临床试验表明，使用抗 CD20 和抗 CD22 抗体进行 B 细胞清除治疗可以改善干燥综合征病情。利妥昔单抗(rituximab，美罗华)，是抗 CD20 单克隆抗体，对常规治疗效果不佳的患者，且有严重的关节炎、严重的血细胞减少、周围神经病变以及相关的淋巴瘤均有较好的疗效。

3. 对症治疗

(1) 关节肌肉痛：非甾体抗炎药。

(2) 低钾麻痹：补钾。

【预后】

本病发展缓慢、预后较好，有严重脏器功能损害和合并淋巴瘤预后差。死因有并发肾衰竭、感染，合并淋巴瘤等。

(涂　巍　张胜桃)

六、混合性结缔组织病

混合性结缔组织病(mixed connective tissue disease,MCTD)是Share于1972年提出的具有系统性红斑狼疮、多发性肌炎及系统性硬化病等结缔组织病的临床表现,但又不符合其中一种疾病的诊断,且在血清中有高效价抗核糖核蛋白(RNP)抗体的一种自身免疫性疾病。本病女性多见,约占80%,30岁左右为发病高峰,发病率介于系统性红斑狼疮与多发性肌炎之间。

【病因】

1. 遗传:部分患者HLA-DR4、DR5抗原频率增高。

2. 免疫因素:高滴度免疫荧光抗核抗体及核糖核蛋白抗体,循环免疫复合物及补体改变等。

【病理】

主要表现为广泛血管增殖性病变,动脉和小动脉内膜及中层增生,可引起血管腔狭窄。

【诊断】

(一)临床表现

1. 皮肤:手指呈“腊肠样”肿胀,但不伴明显硬化,肿胀不过腕,狼疮样皮疹,网状青斑,上睑紫红斑。

2. 雷诺现象:见于85%左右患者。

3. 关节肌肉:多关节炎,非畸形性,约占75%。近端肌肉痛、肌肉压痛,无力。

4. 肺:呼吸困难,肺弥散功能降低,少数胸膜炎,非间质纤维化、肺动脉高压。

5. 食管:食管扩张、蠕动减弱或消失。

6. 心:可有心包炎、心肌炎、心律失常,心瓣膜病变如二尖瓣脱垂、主动脉瓣狭窄、主动脉瓣关闭不全、心功能不全。

7. 肾:28%患者有血尿、蛋白尿、管型尿,严重时肾衰竭。

8. 神经病变:约10%,最常见三叉神经痛,此外有多发性神经炎、无菌性脑膜炎、癫痫等。

9. 其他:1/3患者发热、淋巴结肿大,少数肝脾大。

（二）实验室检查

1. 一般检查：中、轻度贫血，白细胞减少，血沉加快。

2. 免疫学检查：高滴度抗核糖核蛋白抗体，抗核抗体呈高滴度斑点型，免疫球蛋白增加，免疫复合物阳性。

3. 肌酶活性增高：如肌酸磷酸激酶、乳酸脱氢酶、谷草转氨酶活性增高。

4. 肌电图异常：炎性肌病表现。

（三）诊断标准

对有雷诺现象、关节痛或关节炎、肌痛、手肿胀的患者，如果有高滴度斑点型 ANA 和高滴度抗 U_1RNP 抗体阳性，而抗 Sm 抗体阴性者，要考虑 MCTD 的可能，高滴度抗 U_1RNP 抗体是诊断 MCTD 必不可少的条件。如果抗 Sm 抗体阳性，应首先考虑 SLE。Alarcon Segovia（1986 年）和 Kahn（1991 年）提出的 2 个诊断标准敏感性和特异性最高，见表 4-5。

表 4-5　MCTD 诊断标准

项目	Alarcon Segovia 标准	Kahn 标准
血清学标准	抗 U_1RNP 抗体≥1∶1600（血凝法）	存在高滴度抗 U_1RNP 抗体，相应斑点型 ANA 滴度≥1∶1200
临床标准	1. 手肿胀	1. 手指肿胀
	2. 滑膜炎	2. 滑膜炎
	3. 肌炎	3. 肌炎
	4. 雷诺现象	4. 雷诺现象
	5. 肢端硬化	
确诊标准	血清学标准及至少 3 条临床标准，必须包括滑膜炎或肌炎	血清学标准及至少 3 条临床标准，必须包括滑膜炎或肌炎

（四）鉴别诊断

1. 重叠综合征：有明确两种或以上结缔组织病的重叠，因此与 MCTD 明显差别。

2. 系统性红斑狼疮、多发性肌炎、系统性硬化病：MCTD 各具有三者中的某一些特征、而又不能用某一种病解释 MCTD 所有表现。

【治疗】

1. 轻症：疲劳、关节和肌肉痛者，可应用非甾体抗炎药、抗疟药、甲氨蝶呤、肿瘤坏死因子抑制剂和小剂量泼尼松（<10mg/d）。

2. 重症伴内脏损害：泼尼松 1mg/（kg · d），病情控制后逐渐减量至 10mg/d 左右维持。

3. 严重内脏病变、糖皮质激素疗效差者：加用免疫抑制剂或细胞毒药物，如环磷酰胺 0.5 ~ 1.0g/m^2 体表面积，每月 1 次，静脉滴注，硫唑嘌呤 50mg，每日 1 次。

4. 雷诺现象：应用二氢吡啶类钙通道阻滞剂如硝苯地平 10mg，每日 3 次；α 受体阻滞剂，如哌唑嗪；复方丹参片 3 片，每日 3 次。

5. 免疫吸附或血浆置换疗法：重症患者及药物疗效欠佳时可试用。

【预后】

多数经治疗后临床缓解，少数数年后成为明确的系统性硬化病或系统性红斑狼疮等，严重病例可因肺动脉高压、肾衰竭、心肌炎等死亡。

（涂 巍 张胜桃）

七、重叠综合征

同时或先后有两种或以上确诊结缔组织病合并存在称为重叠综合征（overlap syndrome）。临床表现及治疗取决于重叠综合征本身的结缔组织病，常较其中单一的结缔组织病表现复杂、病情重、治疗效果差。发病率占全部结缔组织病的 5% ~ 10% 。

诊断时应具体写明哪些结缔组织病重叠。

（涂 巍 张胜桃）

八、未分化结缔组织病

未分化结缔组织病(undifferentiated connective tissue disease,UCTD)是指具有一项以上典型的风湿病症状或体征(如关节炎或雷诺现象),伴一项以上高滴度自身抗体(如抗核抗体、SSA 抗体)阳性,但不符合任何其他结缔组织病的诊断标准。与类风湿关节炎和系统性红斑狼疮类似,多发于青年女性,但预后较前两者好,发病率不详。

【病因】

病因和发病机制不清楚。遗传因素、自身抗体、T 淋巴细胞和 B 淋巴细胞异常、环境因素等可能与发病有关。

【诊断】

(一) 临床表现

1. 一般症状:乏力,发热,体重减轻等。

2. 皮肤:颊部红斑,皮肤水肿性红斑,手指溃疡,紫癜,皮肤变硬,光敏感,脱发等。

3. 眼:眼干,结膜炎,虹膜炎,葡萄膜炎等。

4. 唾液腺:口干或唾液腺肿胀。

5. 血液系统:淋巴结肿大或脾大。

6. 肺:咳嗽,呼吸困难,端坐呼吸或胸膜炎。

7. 心脏:心绞痛,呼吸困难或心包炎。

8. 血管:雷诺现象,动、静脉血栓,反复流产史或其他血管炎。

9. 胃肠道:肝大,食欲减退,吞咽困难,消化不良,腹痛,恶心,呕吐,呕血,黑粪,黄疸,腹泻等。

10. 肌肉:肌无力,肌痛或有过肌炎病史。

11. 关节:关节痛或关节炎。

12. 神经系统:神经病病史或精神人格改变等。

13. 生殖器:溃疡或皮疹。

(二) 实验室检查

1. 血、尿常规异常,血沉增快等。

2. 血清补体 C3、C4 减少。

3. 自身抗体：抗核抗体、抗 ENA 抗体、抗磷脂抗体、类风湿因子等一种以上阳性。

(三)诊断

目前尚无统一的诊断标准，当患者出现一种以上其他结缔组织病症状或体征，及一种以上自身抗体(如抗核抗体、抗 SSA 抗体)阳性，持续一年以上，但又不符合其他结缔组织病的诊断标准时，可诊断本病。

(四)鉴别诊断

1. 系统性红斑狼疮(SLE)：SLE 有典型皮疹，光敏感，口腔溃疡，关节炎，浆膜炎，肾、神经、血液等多系统损害，免疫学异常及多种自身抗体阳性等特征。

2. 多发性肌炎或皮肌炎(PM/DM)：PM/DM 有对称性的肌无力，肌酶谱升高，特征性的肌电图、肌活检改变和皮肤损害。

3. 混合性结缔组织病(MCTD)：MCTD 兼有 SLE、PM 和 SSc 的临床特征，常见的有关节炎，指(趾)硬皮病，雷诺现象，食管运动障碍和肌炎，ANA 阳性和高滴度的抗 RNP 抗体。

4. 干燥综合征(SS)：SS 是外分泌腺的淋巴细胞浸润所致。表现为口干，眼干和相关的客观检查依据，血清中有抗 SSA、SSB 等多种自身抗体。

5. 类风湿关节炎(RA)：RA 以对称性、多关节、小关节病变为主的慢性全身性自身免疫性疾病，主要表现为关节肿痛、晨僵、类风湿结节、血清 RF 阳性等，晚期可有关节强直和畸形。

6. 重叠综合征：同时或先后有两种或以上结缔组织病合并存在称为重叠综合征，如 SLE 和 RA，MCTD 和 PM，SSc 和 MCTD 等。

【治疗】

1. 非甾体抗炎药(NSAIDs)：任选一种控制炎症、缓解症状。

2. 糖皮质激素：剂量因病情严重程度不同而个体差异较

大。轻症泼尼松 5～10mg/d，重症 30～40mg/d，并逐渐减量至小剂量维持。

3. 免疫抑制剂

(1) 甲氨蝶呤(MTX)：口服或静脉注射 10～15mg，每周 1 次。

(2) 羟氯喹和氯喹：前者 200mg，每日 2 次，后者 250mg，每日 1 次。

(3) 硫唑嘌呤：100mg，每日 1 次。

【预后】

一部分 UCTD 可能是某一特定的结缔组织病的早期表现，它随着疾病的进展演变成某一种确定的结缔组织病，可以维持这些症状很长时间不变，也可经治疗后症状减轻、好转或消失。预后较其他结缔组织病好。

(凃　巍　张胜桃)

九、白　塞　病

白塞病(Behcet's disease，BD)是一种病因不明的血管炎，可累及各系统和脏器的自身免疫性疾病。以复发性口腔溃疡、阴部溃疡和眼色素膜炎为主要表现组成的眼、口、生殖器三联征。多见于年轻人，发病年龄为 25～35 岁，男女比为 0.77∶1，我国发病率在北方约为 14/10 万，南方似较北方少。

【病因】

1. 遗传：患病人群 HLA-B5 及 B51 基因型较多。

2. 感染：与结核、单纯疱疹病毒和溶血性链球菌等可能有关。

3. 自身免疫：抗口腔黏膜抗体出现、免疫球蛋白增高及淋巴细胞浸润提示免疫紊乱。

【病理】

主要侵犯小动静脉、微血管为主的全身性血管炎。

【诊断】

（一）临床表现

1. 口腔溃疡：约 95% 患者常以此为首发症状，反复发作，疼痛剧烈。

2. 阴部溃疡：见于 75% 患者，反复发作次数少，溃疡大而深。

3. 眼部病变：60%～80% 眼受累，一般出现较晚，可表现为葡萄膜炎、视网膜炎、巩膜炎、结膜炎，甚至因此而失明。

4. 皮肤：痤疮样损害、毛囊炎和结节性红斑最常见，典型的尚可有针刺反应（当皮肤被针刺后 24～48 小时，针刺部位有脓疱或毛囊炎）。

5. 关节炎或关节痛：以大关节受累为主，尤其是膝关节。

6. 中枢神经系统：10% 患者出现，可引起脑膜炎症状群、脑干症状群、器质性精神错乱症状群等，提示病变严重，预后差。

7. 消化道：多发性溃疡（以回盲部最多见），患者腹痛、腹泻甚至出血、穿孔。

8. 大血管炎：因静脉血栓形成造成上腔静脉阻塞综合征，Budd-Chiari 综合征等，动脉受损可形成动脉瘤，以主动脉最常见，肢体及肺动脉阻塞有指端坏死、无脉症、肺动脉高压等。

9. 其他：部分患者可发热、乏力、食欲缺乏、睾丸及附睾炎、心肺及肾损害。

（二）实验室检查

目前 BD 实验室检查阳性项目不多，主要有白细胞轻度增高、血沉快，C 反应蛋白阳性及依据受损器官显示不同的异常实验室检查。

（三）诊断标准

国际协作组 BD 诊断标准（1991 年）如下。

1. 必要条件：复发性口腔溃疡，在 1 年内观察到至少 3 次口疮样或疱疹样溃疡。

2. 加上以下 4 条中的 2 条。

（1）复发性生殖器溃疡，目前或病史中观察到溃疡或瘢痕。

(2) 眼损伤,前、后葡萄膜炎,或眼科医生用裂隙灯查到玻璃体有细胞出现,或视网膜血管炎。

(3) 皮肤损伤,结节红斑(医生或患者观察到)或假性毛囊炎,脓性丘疹,痤疮样结节(见于青春发育期后未服激素患者)。

(4) 针刺试验阳性(由医生在48小时判断)。

(四)鉴别诊断

1. Reiter综合征:可有眼生殖器及皮肤病变。区别:①口腔溃疡少见;②可有骶髂关节炎;③血管炎所致脏器损害缺如;④针刺反应(-),HLA-B27(+)。

2. Stevens-Johnson综合征:有黏膜、眼、皮肤损害,但是,①起病急、高热、全身情况严重,短期内可进入衰竭状态。②皮损重,常为水肿性红斑,大、小疱疹、血疱、瘀斑。③黏膜损害广泛而严重,口、鼻、咽、眼、尿道、肛门、呼吸道广泛受累,产生大片糜烂、坏死。④眼损害严重。

【治疗】

(一)药物治疗

1. 糖皮质激素。

应用指征:

(1) 严重的眼部病变。

(2) 伴有中枢神经病变急性发作。

(3) 全身中毒症状严重、高热。

(4) 大动脉炎。

(5) 严重口腔、外阴溃疡,关节症状。

首剂:泼尼松30~60mg/d,病情控制后减量,用维持量10mg/d直至停用。重症患者如严重眼炎、中枢神经系统病变、严重血管炎患者可静脉应用大剂量甲泼尼龙冲击,500~1000mg/d,3天为1个疗程,可与免疫抑制剂联合。

2. 免疫抑制剂:皮质激素疗效差或重症BD时用或加用。

(1) 环磷酰胺:0.5~1g/m^2体表面积静脉滴注,用于严重眼炎、中枢神经系统病变和严重血管炎。

(2) 甲氨蝶呤:7.5~15mg口服,每周1次,用于眼炎、血管炎。

(3) 硫唑嘌呤:50~100mg 口服,每日 1 次,用于眼炎、血管炎。

(4) 环孢素:5mg/(kg·d),用于顽固性眼炎。

(5) 柳氮磺吡啶:剂量 3~4g/d,分 3~4 次口服,用于肠 BD 或关节炎患者。

(6) 沙利度胺:剂量为 25~50mg,每日 3 次,用于治疗口腔、生殖器溃疡及皮肤病变。妊娠妇女禁用。

(7) 生物制剂:肿瘤坏死因子拮抗剂包括英夫利西单抗、依那西普和阿达木单抗均有治疗有效的报道。可用于其他免疫抑制剂抵抗的 BD 患者的皮肤黏膜病变、葡萄膜炎和视网膜炎、关节炎、胃肠道损伤及中枢神经系统受累等。肿瘤坏死因子拮抗剂起效迅速,但停药易复发,复发患者重新应用仍有效。

3. 非甾体抗炎药:用于发热、关节炎和结节性红斑。

4. 秋水仙碱:可抑制中性粒细胞趋化,对关节病变、结节红斑、口腔和生殖器溃疡、眼色素膜炎均有一定的治疗作用,常用剂量为 0.5mg,每日 2~3 次。注意监测肝肾损害、粒细胞减少等不良反应。

5. 氨苯砜:具有抑菌及免疫抑制作用,抑制中性粒细胞趋化。用于治疗口腔、生殖器溃疡,假性毛囊炎,结节红斑。常用剂量 100mg/d。不良反应有血红蛋白降低、肝损害、消化道反应等。

6. 中医中药:雷公藤总苷片 1mg/(kg·d),疗程 2~3 个月,可用于口腔溃疡、皮下结节、关节病、眼炎的治疗。对肠道症状疗效较差。

7. 抗凝剂:用于合并血栓病变,链激酶、尿激酶、阿司匹林、双嘧达莫等。

(二) 手术治疗

合并有消化道出血、肠穿孔等外科情况时应用。

(三) 一般治疗

1. 重症病例卧床休息,保持口腔、外阴、皮肤和眼清洁,避免刺激性食物。

2. 局部用药:口腔溃疡,用甲紫或锡类散等。阴部溃疡,用抗生素软膏。眼结合膜炎,用皮质类固醇激素软膏。

【预后】

一般呈良性病程,病程长、反复发作,合并中枢神经系统、大血管、胃肠穿孔等重要脏器病变预后差。

(涂 巍 张胜桃)

十、成人 Still 病

一组病因不明的弛张热、一过性多形性皮疹、关节炎或关节痛为主要临床表现,伴有肝、脾及淋巴结肿大,周围血白细胞增高的一种临床综合征,称为成人 Still 病(adult onset Still disease,AOSD)。既往命名为亚败血症、变应性亚败血症。本病多见于年轻人,16~35 岁,男女患病率基本相等。

【病因】

病因不明,可能与感染所致变态反应有关,HLA-B17、B18 和 DR27 人群发病率增高。

【诊断】

(一) 临床表现

1. 发热:常呈弛张热,骤升骤降,一日内可有 1~2 次高峰,可伴畏寒、寒战、乏力等全身症状,热退后活动自如。

2. 皮疹:为一过性,高热时出现,热退后消失,常呈红斑样或橙红色斑丘疹,也可出现多形性皮疹等。

3. 关节炎或关节痛:表现为多关节或单关节炎,发热时重,热退后减轻或缓解。

4. 肝、脾和淋巴结肿大,淋巴结活检多为反应性增生或慢性非特异性炎症。

5. 其他:约 1/3 患者咽痛,浆膜炎(心包炎、胸膜炎)。

(二) 实验室检查

1. 白细胞计数增高,甚至出现类白血病反应,核左移。轻中度正细胞正色素性贫血。

2. 血沉明显增快。C 反应蛋白增高。

3. 高丙种球蛋白血症,血补体水平正常或增高。

4. 血清抗核抗体、类风湿因子阴性。

5. 血细菌培养阴性。

6. 常提示感染性骨髓象。

7. 血转氨酶增高。

8. 血清铁蛋白(SF)和糖化铁蛋白:SF 升高和糖化铁蛋白比值下降对诊断 AOSD 有重要意义。本病 SF 水平增高,且其水平与病情活动呈正相关。糖化铁蛋白比值下降是本病的另一个实验室特征,比 SF 更具特异性。为了防止铁蛋白被蛋白水解酶降解,健康人铁蛋白的 50% ~ 80% 被糖基化,本病由于糖基化的饱和作用使糖化铁蛋白下降至 20% 以下,但是糖化铁蛋白不能作为评价疾病活动和疗效的指标,它在疾病缓解数月后仍然是减低的。

(三) 诊断标准

1992 年日本成人 Still 病研究委员会诊断标准如下。

1. 主要指标:①发热≥39℃,并持续 1 周以上;②关节痛持续 2 周以上;③典型皮疹;④白细胞增高 $\geq 15\times10^9/L$。

2. 次要指标:①咽痛;②淋巴结和(或)脾大;③肝功能异常;④RF 和 ANA 阴性。

3. 排除:①感染性疾病(尤其是败血症和传染性单核细胞增多症);②恶性肿瘤(尤其是恶性淋巴瘤、白血病);③其他风湿病。

以上指标中符合 5 项或更多,且其中有 2 项以上为主要指标就可诊断成人 Still 病,但需排除所列疾病。

(四) 鉴别诊断

1. 败血症:常有原发感染灶,中毒症状重,病程非一过性、间歇性,皮肤瘀点,血、骨髓培养有病原菌,抗生素有效,而 AOSD 无上述特征,且肾上腺皮质激素有效。

2. 系统性红斑狼疮:蝶形红斑、盘状红斑,常合并肾炎,周围血象降低,抗核抗体、抗 Sm 抗体、抗 ds-DNA 抗体及狼疮细胞阳性可资鉴别。

3. 风湿热:风湿热皮疹主要为环形红斑、皮下小结,且心脏受累多,特别是心肌炎、心内膜炎,并常遗留瓣膜病变,特征性的舞蹈症等均可鉴别。

4. 淋巴瘤:皮疹为浸润性斑丘疹、结节、斑块和溃疡,进行性淋巴结肿大,皮肤、淋巴结活检可区分。

【治疗】

(一) 糖皮质激素

泼尼松 0.5 ~ 1mg/(kg · d),症状改善后,逐渐减量,总疗程不宜少于 3 ~ 6 个月,减量过程中可加用非甾体药物巩固疗效。疗效不佳时可采用大剂量甲泼尼龙冲击治疗。

(二) 非甾体抗炎药

轻症病例可单独使用 NSAIDs,约有 1/4 AOSD 患者,经合理使用 NSAIDs 可以控制症状,使病情缓解,通常这类患者预后良好。一般 NSAIDs 需用较大剂量,病情缓解后应继续使用 1 ~ 3 个月,再逐渐减量。

(三) 改变病情抗风湿药

病情长期控制不佳,糖皮质激素疗效不好可选用下列药物。

1. 环磷酰胺:0.5 ~ 1g/m^2 静脉滴注,每 3 ~ 4 周 1 次。

2. 甲氨蝶呤:7.5 ~ 15mg 口服,每周 1 次。

3. 硫唑嘌呤:一般初始剂量为 100mg/d,维持量为 50mg/d。

4. 环孢素:3 ~ 5mg/(kg · d) 口服,维持量为 2 ~ 3mg/(kg · d)。

5. 柳氮磺吡啶:剂量 2 ~ 3g/d,分 2 ~ 3 次口服。

6. 来氟米特:10 ~ 20mg,每日 1 次。

7. 雷公藤多苷、青藤碱、白芍总苷在慢性期以关节炎为主要表现时亦可使用。

(四) 生物制剂

国外已开始应用抗肿瘤坏死因子单抗、IL-1 拮抗剂和 IL-6 拮抗剂等治疗难治、复发、重症和高度活动的 AOSD。

(五) 一般治疗

急性期卧床休息。

【预后】

少部分患者发作缓解后不再发作，有自限倾向，而多数患者缓解后易反复发作。还有慢性持续活动的类型，最终表现为慢性关节炎，出现软骨和骨质破坏，酷似类风湿关节炎，晚期发生关节强直和畸形，偶有因并发感染、淀粉样变等而死亡。

（凃　巍　张胜桃）

十一、结节性多动脉炎

结节性多动脉炎（polyarteritis nodosa，PAN）是一种以中、小动脉透壁性纤维蛋白样坏死伴有血管周围炎性浸润的自身免疫性系统性血管炎，可累及全身各组织器官，以肾受累最为常见。该病多见于男性，男女比例为（2～3）：1，发病年龄以40～50岁以上多见。可分为皮肤型和系统型。

【病因】

病因未明。可能与HIV、HCV、HBV和EB等病毒感染有关。其中相关性最强为HBV，其病毒复制可直接损伤血管内皮细胞，从而导致炎症细胞因子和黏附分子的增加。

【病理】

基本病理改变是中、小肌型动脉全层纤维蛋白样坏死，不累及细动脉、毛细血管和小静脉。最常受累的器官是肾（80%～90%）、心（<70%）、胃肠道（50%～70%）、肝（50%～60%）、脾（45%）和胰腺（25%～35%）。较少累及脑、肺和横膈。继发性病变包括出血、血栓形成和动脉瘤样扩张。

【诊断】

（一）临床表现

本病多为急性起病，可有较短的前驱症状，如发热、乏力、食欲减退及体重减轻，随后出现全身多系统损害的临床表现。

肾是最常受累的器官。可表现为肾性高血压、慢性肾衰，也可因肾小动脉瘤破裂致腹膜后出血。

消化道受累是本病最严重的临床表现,34% 的病例有腹痛,6% 胃肠出血,5% 肠穿孔,1.4% 肠梗阻。胆囊、阑尾或胰腺受累则表现为急性胆囊炎、阑尾炎或胰腺炎。

外周神经、骨骼、肌肉、皮肤受累,相对应地表现为受累部位的疼痛。多神经炎或单神经炎为常见的早期症状,占 50%～70%;肌痛占 30%～73%;关节痛占 50%;非对称性的多关节炎占 20%。25%～60% 的病例有皮肤症状,如皮下痛性结节,成群分布,大小数毫米至数厘米。其他包括紫癜、溃疡、网状青斑及指(趾)末端的缺血性改变等。

10%～30% 有冠状动脉炎的表现。以高血压、体温不相称的心动过速最为常见,还可表现为心脏扩大、充血性心力衰竭和心包炎,心绞痛、心肌梗死少见。

其他表现有视网膜炎、视网膜脱离等。睾丸受累时可出现睾丸疼痛和肿胀。

肺部血管很少受累,临床症状不明显。

（二）实验室检查

1. 血常规:正色素性贫血(34%～79%),白细胞总数及中性粒细胞增高,血小板亦可增加。

2. 血沉增快,见于 78%～89% 的病例。

3. ANCA 可阳性,但亦可见于其他血管炎。

4. 乙肝表面抗原阳性(7%～36%)。

5. 人血清白蛋白低,γ-球蛋白增高。虽有明显的肌痛,但 CK 值多在正常范围。

6. 免疫学检查:抗核抗体阴性,活动期总补体和 C3、C4 降低。

（三）特殊检查

1. 病理学检查:皮下结节和肌活检虽对诊断 PAN 有一定的帮助,但仅有 20%～35% 阳性率。病理变化表现为中、小动脉坏死性血管炎。

2. 内脏血管造影:如果受累的组织不易进行病理学检查,考虑内脏血管造影。其价值稍大于病理学检查。然而其是一项创伤性检查，可根据临床表现酌情选用。肾、肝、肠系膜等中等大小动脉瘤样扩张、节段性狭窄是其常见表现。

3. 其他：X 线、CT 表现均为非特异性，但有助于排除其他病症。

（四）诊断标准

1990 年美国风湿病协会提出本病的分类标准如下。

1. 体重下降等于或大于 4kg。

2. 网状青斑。

3. 睾丸痛或触痛。

4. 单神经病或多神经病。

5. 肌痛、无力或下肢触痛。

6. 舒张压>12. 0kPa(90mmHg)。

7. 肌酐、尿素氮升高。

8. 乙型肝炎表面抗原或抗体阳性。

9. 血管造影异常。

10. 活检显示中小动脉壁内有粒细胞或粒细胞和单核细胞浸润。

10 条中至少有 3 条为阳性者，可以诊断结节性多动脉炎。敏感性 82. 2%，特异性为 86. 6%。

（五）鉴别诊断

1. 继发性多动脉炎：系统性红斑狼疮、类风湿关节炎、干燥综合征等其他结缔组织病可以合并多动脉炎，其血管炎的临床表现及病理改变与结节性多动脉炎相似，但上述疾病均有各自的临床特点，容易鉴别。

2. Churg-Strauss 综合征：①多数有哮喘或过敏史；②呼吸道受累多见，如肺内浸润性病变，而肾受累相对较少较轻；③主要累及小动脉、小静脉，病理改变为嗜酸粒细胞浸润、坏死性血管炎及血管外肉芽肿形成。

3. 韦格纳肉芽肿：本病主要累及上呼吸道、肺和肾，病理改变为血管坏死及肉芽肿形成，嗜酸粒细胞很少见。胞质型抗中性粒细胞胞质抗体(cANCA)是本病特异性抗体。

4. 大动脉炎：多见于年轻女性，受累血管主要为主动脉弓及其分支、肾动脉及其他内脏大动脉。病理可见肉芽肿形成伴有圆形细胞浸润，后期引起不同部位的狭窄或闭塞。

【治疗】

（一）药物治疗

1. 糖皮质激素：为首选药物。开始剂量要大，病情进展快，有严重并发症者多用甲泼尼龙冲击3天，随后改为泼尼松（prednisone）口服，一般为1mg/（kg·d），病情控制后（约需1个月）逐渐减量，开始以5～10mg/（1～2）周，当总剂量减至20mg/d时，应放慢减量速度，维持量10～15mg/d左右，疗程9～12个月。

2. 免疫抑制剂：多数患者需要用激素加免疫抑制剂治疗。现提倡环磷酰胺（cyclophosphamide，CTX）冲击治疗。每次0.5～1.0g/m^2体表面积，必要时2～4周后依据病情再重复一次。病情缓解后维持一年直至停用。也可选用硫唑嘌呤50mg/d或环孢素等。通常环磷酰胺与激素联合治疗效果更好，可减少激素用量和不良反应。

3. 由于PAN多与乙肝病毒感染相关，此特殊情况宜联用激素加环磷酰胺。激素可能加速病毒复制，但环磷酰胺抑制了病毒免疫反应。对于HBV相关的PAN应使用抗病毒药物，如干扰素-2α或拉米夫定、恩替卡韦等。有研究报道对抗病毒治疗有反应的患者PAN几乎都没有复发。

4. 皮肤型PAN对重要脏器损害不严重，NSAID和秋水仙碱是基础药物。可选用糖皮质激素、免疫抑制剂或氨苯砜。

（二）对症治疗

1. 去除感染灶，避免应用过敏性药物。

2. 抗凝药物：阿司匹林50mg每日1次；双嘧达莫25mg，1日3次。硝苯地平10mg，1日3次。

（三）特殊治疗

重症或药物疗效不佳者可选用血浆置换疗法，血浆置换应根据患者病情间隔1～2日连续3次，每次置换血浆量根据患者血细胞比容计算，以2500～3000ml为宜。

【预后】

无系统损害的皮肤型 PAN 预后较好。未经治疗 5 年存活率 15% 左右，应用激素和 CTX 联合治疗 5 年生存率达 90%，死亡原因常为肾衰竭、心力衰竭及脑血管意外。在一项 342 例 PAN 患者前瞻性研究中，学者 Guillevin 提出通过以下 5 项为预后不良的因素评分，每项 1 分（FFS）：肾功能不全（血清肌酐高于 139.67μmol/L）、24h 蛋白尿大于 1g、胃肠道受累（包括出血、穿孔、梗死和胰腺炎）、心肌病、中枢神经系统受累。当 FFS 为 0 时，5 年死亡率为 11.9%；FFS 为 1 时，死亡率 25.9%；FFS 等于或大于 2 时，死亡率为 45.9%。

（余毅恺　李守新）

十二、韦格纳肉芽肿

韦格纳肉芽肿（Wegener granulomatosis，WG）是一种以系统性坏死性血管炎、呼吸道坏死性肉芽肿和坏死性肾小球肾炎为主要特征的免疫性疾病。临床常表现为鼻炎和鼻窦炎、肺病变及进行性肾衰竭。本病比较少见，半数以上发病年龄为 30 ~ 50 岁，男性略多于女性。

【病因】

病因未明。细胞免疫异常在肉芽肿形成过程中扮演了重要角色。胞质型抗中性粒细胞胞质抗体（cANCA）在大部分 WG 患者血清中呈阳性反应，亦提示存在体液免疫异常。激活的内皮细胞表面表达的丝氨酸蛋白激酶-3 可能是 cANCA 的主要抗原。而其他血管炎如显微镜下多血管炎、Churg-Strauss 综合征患者核周型（pANCA），髓过氧化物酶（MPO）则可能是主要抗原。

【病理】

病理改变主要为中动脉、小动脉、小静脉、细动脉的系统性炎症，偶尔也可累及较大的动脉。上、下呼吸道坏死性炎性肉芽肿，全身灶性坏死性血管炎，灶性坏死及节段性肾小球肾炎为 WG 的典型三联征。

【诊断】

（一）临床表现

E(ears, nose, and throat)、L(lungs)、K(kidneys)分类系统。

E：最常见的症状是鼻腔阻塞，并出现鼻出血或血性分泌物。67% 的患者首发症状表现为慢性鼻窦炎，且对传统治疗无效，鼻中隔软骨受累可呈"马鞍鼻"。患者也常诉颜面中心深部疼痛。中耳受累可导致传导性耳聋。

L：患者可无症状或咳嗽（34%），偶有咯血（18%）。肺泡毛细血管炎发生率 5%～45%。有些患者表现为进行性呼吸困难（7%）甚至呼吸衰竭。

K：肾受累多无症状，仅 17% 的患者初诊伴有肾受累。少数病例有轻微血尿。也可有继发于肾病综合征的颜面水肿。

此外，尚可有以下表现。

神经系统：约 2/3 的患者有周围神经系统的症状，如多发性神经炎，多发感觉运动神经病变，包括第Ⅱ、Ⅵ、Ⅶ对脑神经受累的表现。中枢神经系统也可受累，表现为脑或脊髓内血管病变，出现眼眶、视神经、脑膜或脑内受累表现。

皮肤：约 45% 的患者有皮肤受累，其中 14% 的患者出现下肢紫红色皮疹。也可伴有可触及的紫癜、结节和坏死性溃疡。

眼和眼眶：29% 的患者有眼和眼眶的并发症，如结膜炎、巩膜炎、角膜溃疡和突眼。

关节症状：多数患者有关节痛，呈游走性，但仅 25% 的病例有关节炎。关节炎可以是单关节炎、寡关节炎和多关节炎。关节炎呈非侵蚀性，无关节变形。

（二）实验室检查

1. 血常规：白细胞和血小板增高，正细胞正色素性贫血。嗜酸粒细胞增高不是 WG 的特征。

2. 约 90% 的患者可出现血沉和（或）C 反应蛋白增快。

3. 尿液检查有血尿、蛋白尿、白细胞尿等或红细胞管型尿。

4. 免疫学检查：2/3 患者血清类风湿因子呈阳性，10%～

20% 的患者血清抗核抗体呈阳性。γ-球蛋白增高，部分患者血清补体正常或轻度增高，循环免疫复合物阳性，抗 SSA、抗 SSB、抗平滑肌抗体阳性。抗中性粒细胞胞质抗体（ANCA）为本病特异性抗体，80%～95% 为 cANCA，其余 5%～20% 为 pANCA。大约 2/3 患者血清 ANCA 阳性的滴度与疾病活动性有关。

（三）特殊检查

1. X 线：上颌窦黏膜增厚、骨壁破坏；肺部非特异性炎性浸润阴影，特点是多样、多发、多变与空洞形成，甚或呈弥漫性粟粒样病变。

2. 病理学检查：上呼吸道及支气管内病变活检显示血管炎，或坏死性炎性肉芽肿；肾活检显示局灶性、节段性、坏死性肾小球肾炎。

3. 肺功能检查：可显示肺容量和弥散功能降低，气流受阻。阻塞性或限制性通气功能障碍，特别是 FEV_1/FVC 下降。

4. 肺泡灌洗液：纤支镜检查显示肺泡灌洗液中中性粒细胞增多、ANCA 阳性。

（四）诊断标准

1990 年美国风湿病协会确定的分类标准如下。

1. 鼻或口腔炎症：痛或无痛性口腔溃疡、脓性或血性鼻腔分泌物。

2. 胸部影像学异常：胸片示结节、固定浸润灶或空洞。

3. 尿沉渣异常：镜下血尿（红细胞>5 个/高倍视野）或出现红细胞管型。

4. 动脉壁或动脉及小动脉周围或外部区域示肉芽肿性炎症。

上述有 2 条或 2 条以上出现时，可诊断为韦格纳肉芽肿。敏感性为 88.2%，特异性为 92%。

（五）鉴别诊断

1. 中线恶性网状细胞增多症：本病以鼻和面部破坏性病变为主，病变常限于鼻腔、鼻窦、腭部及喉，以腭部穿孔为主，并浸润周围的骨及软组织,引起面部肿胀和溃疡,通常不累及肺,病理改变以凝固性坏死为主,有多形性细胞浸润,并可见异形淋巴样细胞,不伴有血管炎及巨细胞肉芽肿。

2. 肺内感染性疾病与恶性肿瘤:肺内感染性疾病如结核、组织胞浆菌病、球孢子菌病、隐球菌、奴卡菌病及三尖瓣心内膜细菌性栓子栓塞的临床表现与 WG 相似,但鲜见全身多系统的病变,除非疾病严重或病变晚期。可从病理、细菌、真菌学检查和培养等方面鉴别。

3. 淋巴瘤样肉芽肿病:其临床和组织学表现类似 WG 和不典型淋巴瘤。病变主要累及肺、皮肤、神经系统及肾间质。病理改变为系统性血管浸润性和血管中心性坏死性肉芽肿,浸润细胞为小淋巴细胞、浆细胞、组织细胞及非典型淋巴细胞。

4. 结节性多动脉炎:本病是以中、小动脉坏死性炎症为主要病变的血管炎,较少累及肺部,而 WG 以呼吸道(包括肺)的肉芽肿病变为主。

5. Churg-Strauss 综合征:即变应性肉芽肿血管炎,多数有哮喘或过敏史,临床上多累及上、下呼吸道、胃肠道、心脏及皮肤等,血管病理改变以嗜酸粒细胞浸润为主。

6. 肺出血-肾炎综合征:本病是以肺出血和肾小球肾炎为特征的Ⅱ型超敏反应疾病,肾及肺活检免疫荧光抗体法可证明其有抗肾小球基底膜抗体,血清中也可检测到抗肾小球基底膜抗体。

【治疗】

本病的治疗包括三个阶段:诱导缓解、维持缓解及治疗复发。

(一)药物治疗

诱导缓解的首选药物是糖皮质激素和环磷酰胺,尤其是对那些有肾受累和严重肺损害者。开始剂量:口服泼尼松 1 ~ 1.5mg/(kg · d),环磷酰胺 2mg/(kg · d)。病情控制后,激素逐渐减量,环磷酰胺至少维持 6 ~ 12 个月。环磷酰胺冲击治疗存在争议。有肺部出血者,宜用甲泼尼龙 0.5 ~ 1g,静脉滴注,连续 3 天冲击治疗。也可考虑静脉滴注免疫球蛋白或血浆置换疗法。

缓解后复发率为 20% ~ 46% 。这些患者需要重新应用环磷酰胺和激素治疗。

ANCA 滴度多与疾病活动相平行,但并非绝对。2011 年美国 FDA 批准美罗华(利妥昔单抗)可治疗包括 WG 和显微镜下多血管炎的 ANCA 相关性血管炎。

(二) 对症治疗

1. 有继发感染则选用抗生素治疗。有报道,应用复方新诺明可降低复发率,特别是减少肺孢子菌肺炎感染发生率。

2. 血管炎损害严重者,可加用阿司匹林 50mg,每日 1 次,双嘧达莫 25mg,每日 3 次改善微循环。

【预后】

未经治疗的病例,90% 在两年内死于肾衰竭和呼吸衰竭。对环磷酰胺治疗 90% 的患者有反应,75% 可取得完全缓解。

(余毅恺　李守新)

十三、Churg-Strauss 综合征

Churg-Strauss 综合征(Churg-Strauss syndrome, CSS)又名变应性肉芽肿血管炎,是以哮喘、嗜酸粒细胞增多、坏死性系统性血管炎和血管外肉芽肿为主要特征的综合征。本病比较罕见,发病年龄 10 ~ 70 岁,中位发病年龄 38 岁,男性略多于女性。

【病因】

病因不明。虽有一些自身免疫的证据如高 γ 球蛋白血症, IgE 水平升高,类风湿因子和 ANCA 阳性,但尚无免疫复合物和细胞介导机制诱发本病的报告。可能是机体对环境因素或药物的过敏性或自身免疫性反应。HLA-DRB4 是该病易感基因之一。

【病理】

主要病理改变是受累中、小动脉与静脉的坏死性血管炎和血管外坏死性肉芽肿形成,肺是最常受累的器官。坏死性肉芽

肿的中央是嗜酸粒细胞,周围环绕巨噬细胞和上皮细胞。

【诊断】

（一）临床表现

典型病例有如下 3 期表现。

1. 过敏性鼻炎或哮喘:哮喘症状占 97% ,哮喘可在血管炎发病 10 年前即出现,由于哮喘通常呈持续性,故使用糖皮质激素又可掩盖血管炎症状;鼻窦炎占 62% 。

2. 嗜酸粒细胞浸润表现:如一过性肺浸润及胃肠炎。肺部症状占 37% ,包括咳嗽和咯血;胃肠道症状占 31% ,如出血、胰腺炎、阑尾炎等。

3. 全身性血管炎伴肉芽肿形成:皮肤表现占 49% ,紫癜、结节、坏疽、指趾缺血等;外周神经病变占 77% ,以多发性神经炎最为常见;中枢神经病变占 5% ;关节痛占 40% 。肾损害少见,可有高血压和进行性肾衰竭。

此外,由于此病属于罕见病例,且症状常常不典型并涉及多个系统,总结既往文献报道还有以下临床表现。

全身症状:疲劳、流感样症状、体重减轻（70%)、发热(57%)、肌肉痛(52%)和关节疼痛(40%)。

皮肤症状:紫癜、皮肤结节、荨麻疹、坏死性大疱、指端缺血。

心血管系统表现:心力衰竭、心肌炎、心包炎和心肌梗死。

胃肠道症状:结肠炎可导致腹痛(59%)、腹泻(33%)、消化道出血(18%)。

其他少见症状还包括脑卒中等。

（二）实验室检查

1. 血常规:外周血嗜酸粒细胞增多,占外周血白细胞总数的 10%~50% ,计数可达$(5\sim20)\times10^9/L$。轻至中度正细胞正色素性贫血。

2. 尿常规:蛋白尿、镜下血尿和红细胞管型。

3. 血沉、C 反应蛋白增快。

4. 血尿素氮、肌酐增高。

5. 免疫学检查:血清 IgE 浓度升高,血清 γ-球蛋白升高,补体下降,低滴度类风湿因子阳性等。

6. 40% 患者 ANCA 阳性，其中大部分为针对 MPO 抗原的核周型 ANCA。

其中外周血嗜酸粒细胞增多和血清 IgE 浓度升高为本病特征性改变。血清嗜酸粒细胞阳离子蛋白（ECP）、可溶性白介素-2 受体（sIL-2R）和可溶性凝血调节蛋白（sTM）等反映内皮细胞损伤的标志物都增高。1/3 患者支气管灌洗液中可发现嗜酸粒细胞。

（三）特殊检查

1. X 线：25% 的病例 X 线检查正常。26% ~ 70% 有肺部阴影，通常是双侧，肺外带斑片状阴影。5% ~ 30% 胸腔积液。罕有空洞形成。

2. 超声检查：最常见的改变为二尖瓣脱垂。

3. 病理学检查：受累组织活检（通常为肺和皮肤）显示组织嗜酸粒细胞浸润，坏死性肉芽肿性血管炎及血管外肉芽肿。若不能确定受累器官，腓肠肌活检可能有所帮助。

4. 其他：肌电图和神经传导速度显示神经性病变。

（四）诊断标准

1990 年美国风湿病协会分类诊断标准如下。

1. 哮喘史。

2. 血嗜酸粒细胞>0.10（白细胞分类）。

3. 单神经病、多发性单神经病、多发性神经病。

4. 游走性或一过性肺浸润，固定性浸润不属于此项。

5. 鼻窦病，病史有急性或慢性鼻窦痛或压痛，或 X 线片示鼻窦不透明。

6. 血管外嗜酸粒细胞：活检示动脉、微动脉、微静脉外的组织有嗜酸粒细胞堆积。

以上有 4 项或 4 项以上阳性即可诊断本病，敏感性 85%，特异性 99.7%。

（五）鉴别诊断

1. 结节性多动脉炎：本病是以中、小动脉坏死性炎症为主要病变的血管炎，全身各组织器官均可受累，早期出现肾损害，而肺血管受累极少见，无哮喘及变态反应疾病表现，外周血嗜酸粒细胞不增多，嗜酸粒细胞浸润组织少见。

2. 韦格纳肉芽肿：本病主要累及上下呼吸道、肺和肾，病理改变呈血管坏死及肉芽肿形成，嗜酸粒细胞很少见。

3. 高嗜酸粒细胞综合征：本病与 CSS 有许多相同之处，两者都为系统性疾病，伴有外周血嗜酸粒细胞增高以及嗜酸粒细胞浸润组织，都可表现为 Loffler 综合征、嗜酸粒细胞性胃肠炎等继发改变。但高嗜酸粒细胞综合征外周血嗜酸粒细胞计数要比 CSS 高，严重者甚至可表现为嗜酸粒细胞性白血病，常可伴有弥漫性中枢神经系统损害、肝脾及全身淋巴结肿大、血栓性栓塞以及血小板减少症。病理改变主要为嗜酸粒细胞团块状浸润，极少形成血管炎和肉芽肿。

4. 慢性嗜酸粒细胞性肺炎：本病好发于女性，常有特异性体质，部分表现为哮喘或变应性鼻炎，其特点为外周血嗜酸粒细胞增高，伴肺内持续性浸润，分布于肺边缘，与 CSS 一过性浸润不同，本病若反复发作，组织学变化可与 CSS 相似。

【治疗】

需要多学科联手协作。单独应用糖皮质激素已足够，仅有少于 20% 的患者需要加用免疫抑制剂。对疾病进展较快，伴有重要器官受累者，可用糖皮质激素加免疫抑制剂静脉冲击治疗。对上述治疗无效病例可辅以静脉滴注免疫球蛋白、干扰素或血浆置换治疗。

【预后】

若经过恰当治疗，本病 1 年生存率为 90%，5 年生存率约 60%，主要死因为限制性心脏病继发心力衰竭、继发于冠状动脉炎的心肌炎和心肌梗死。

（余毅恺　李守新）

十四、肺出血-肾炎综合征

肺出血-肾炎综合征（goodpasture syndrome，GS）是一组描

述为弥漫性肺出血、急进性肾小球肾炎和抗肾小球基底膜抗体(anti-glomerular basement membrane, anti-GBM)并存的三联征。若缺乏肺出血的临床表现,则称为 Goodpasture 病(Goodpasture disease)。本病比较少见,多发生于 20～30 岁的青年男性,男女之比约为(2～9):1。

【病因】

抗肾小球基底膜抗体(anti-GBM)和肾小球或肺泡基底膜结合,介导Ⅱ型超敏反应引起肾和肺组织损伤。本病与遗传素质(HLA-DR2 表型)有很强的相关性,感染流感病毒 A2,环境因素如吸烟、吸食可卡因毒品和接触碳氢化合物也可能有一些影响。

【病理】

肾活检早期示弥漫性增殖性或坏死性肾小球肾炎伴新月体形成,逐渐出现新月体纤维化和肾小球硬化、间质纤维化和肾小管萎缩。免疫荧光显示肾小球基底膜有抗体与补体(C3)呈线状沉积。肺组织检查有肺泡出血和含铁血黄素沉着,肺的免疫组织学检查可见沿肺泡基底膜有类似的抗体沉着。

【诊断】

(一) 临床表现

临床表现变化多样,60%～80% 的病例有明显的肾和肺表现,20%～40% 仅有肾表现,少于 10% 仅限于肺。

1. 前驱期:25%～30% 的患者有一段流感样的前驱期,大约有 5% 的患者有关节痛、肌痛和关节炎。

2. 肺部表现:肺部出血可能不明显,而以皮肤苍白、乏力、劳力性呼吸困难发病,有时也可为干咳。有些患者急性发病,大量咯血、呼吸困难,甚至呼吸衰竭。

3. 肾表现:快速出现少尿、无尿、高血压、氮质血症和容量负荷过重的表现。

4. 其他:25% 的患者可出现畏寒、发热;41% 有恶心、呕吐;14% 体重减轻;40% 胸痛;部分患者有皮疹。

(二) 实验室检查

1. 血常规:缺铁性小细胞低色素性贫血和白细胞增多

常见。

2. 血沉在本病不一定增快。

3. cANCA 和 pANCA 均可阳性。

4. 血清铁含量降低,尿素氮肌酐升高。

5. 抗 GBM 阳性。

6. 尿液检查有蛋白尿、血尿、红细胞管型。

(三) 特殊检查

1. X 线:胸片示双肺游走性非对称性蓬松状阴影。胸腔积液少见。

2. 病理学检查:肾活检首选,示弥漫性增殖性肾小球肾炎。免疫学检查示肾小球基底膜有抗体和补体呈线状沉淀。若不能行肾活检,次选肺组织活检,有肺泡出血和含铁血黄素沉着,免疫学检查可见肺泡基底膜有类似抗体沉着。

(四) 鉴别诊断

由于结节性多动脉炎、Wegener 肉芽肿和系统性红斑狼疮等血管炎症群,也可发生肺出血和肾小球肾炎,根据各自的临床特点、实验室检查、血管造影、胸片等可以鉴别。

【治疗】

本病治疗的原则是:①快速去除循环中的抗 GBM;②用免疫抑制剂终止抗 GBM 的继续产生;③停用可能产生抗 GBM 的药物。

诊断明确后(肾活检或抗 GBM 阳性)应尽快行血浆置换。若有危及生命的大量肺出血,即使高度怀疑本病,也应开始血浆置换治疗。血浆置换应持续 2 ~ 3 周,直至临床症状改善和抗 GBM 阴性。

环磷酰胺 1 ~ 2mg/(kg · d),口服,至少持续 6 个月,定期监测白细胞计数,维持在 5×10^9/L 为宜。也有报道采用口服硫唑嘌呤代替不能耐受环磷酰胺治疗的患者。

在应用环磷酰胺的同时,给予激素 1 ~ 1.5mg/(kg · d),临床症状缓解后逐渐减量。病情危重者,也可采用甲泼尼龙冲击治疗。

【预后】

未经有效的治疗,本病死亡率约 90% ,现通过血浆置换、激素和环磷酰胺治疗,死亡率降至 20% 以下。提示预后不良的因素有:血清肌酐水平大于 353.6μmol/L、少尿、肾活检提示超过 50% 新月体形成。

(余毅恺　李守新)

十五、白细胞碎裂性血管炎

白细胞碎裂性血管炎(leukocytoclastic vasculitis, LCV)有许多相关的名词,如称过敏性血管炎(allergic angiitis)、变应性血管炎(hypersensitivity angiitis)、小血管血管炎(small vessel vasculitis)。病变主要侵犯微动脉、微静脉及毛细血管,在血管壁有中性粒细胞或淋巴细胞浸润、白细胞核破碎及血管壁纤维蛋白样坏死。以皮肤受累为主,故也笼统地称为皮肤血管炎(cutaneous vasculitis),有时亦侵及其他器官如肾、胃肠道、肺、心和中枢神经系统。本病几乎均发生于成年人,平均发病年龄 47.3 岁,女性稍多于男性。

【病因】

过去认为免疫复合物参与了发病过程。现在推测自身抗体如 ANCA、炎症因子黏附因子也在发病中起了重要作用。1/3 病例无病因可寻。易致本病的药物有 β 内酰胺酶类抗生素、非甾体消炎药和利尿剂。各种感染(β 溶血性链球菌、乙型和丙型肝炎病毒、HIV)、化学物质(如杀虫剂等)、血清制品(如蛇毒血清)、食物及化学添加剂等外源性抗原也可引起发病。

【病理】

典型的皮肤病理改变为皮肤微动脉、微静脉和毛细血管及血管周围有许多多形核中性粒细胞浸润,中性粒细胞核碎片形成,红细胞外渗,血管壁纤维素样坏死,血管内皮增生。这些表现与活检时间有明显的关系,太早或太迟很可能显示不出上述典型改变。

【诊断】

(一) 临床表现

1. 本病可暴发起病,也可和某些胶原血管疾病(类风湿关节炎、干燥综合征和系统性红斑狼疮)、炎症性肠病、异常蛋白血症、恶性肿瘤伴发。亦可在感染、口服或注射药物后,经过一段潜伏期后发病。

2. 全身症状:可有发热、乏力、疲倦、关节痛、肌痛等。

3. 皮肤:病者诉说皮肤瘙痒、烧灼感,可出现多种皮肤表现,主要是紫癜、荨麻疹、丘疹、瘀斑、结节和坏死性溃疡,多见于下肢、臀部及背部,发作无规律,持续 1 ~ 4 周消退,可残留色素斑。皮肤表现也可是较大血管炎如结节性多动脉炎、Wegener 肉芽肿和 Churg-Strauss 综合征的一部分。

4. 皮肤外表现:侵犯肾时有蛋白尿、血尿、高血压,侵犯胃肠道有腹痛及胃肠出血等,侵犯肺有气促、咯血,胸片示结节性或弥漫性肺浸润,侵及神经系统有头痛、复视等。

(二) 实验室检查

1. 血常规:贫血、嗜酸粒细胞增多。

2. 血沉增快。

3. 乙型和丙型肝炎病毒检查可阳性。

(三) 特殊检查

病理学检查:病变皮肤活检可见白细胞破碎性血管炎病理改变。

(四) 诊断标准

1990 年美国风湿病协会分类标准如下。

1. 发病年龄>16 岁。

2. 病前有服用药物史。

3. 可触性紫癜。

4. 斑丘疹,即一处或多处皮肤有大小不等、扁平、高于皮面的皮疹。

5. 皮肤小静脉或动脉切片显示血管内或外有中性粒细胞浸润。

以上5项中符合3项或以上者可诊断本病，该标准的敏感性为71%，特异性为83%。

（五）鉴别诊断

非典型过敏性血管炎，如过敏性紫癜、低补体血症性血管炎、血清病、冷球蛋白血症等其临床表现和病理改变与本病相似，但其过敏原、发病年龄、实验室检查等各有其特点，容易鉴别。

【治疗】

（一）药物治疗

1. 对轻型患者应用抗组胺药和非甾体抗炎药对症治疗。

2. 对皮损较广泛或伴内脏损害者，一般需用糖皮质激素治疗，剂量根据病情严重程度而定，通常泼尼松20～60mg/d，口服，症状改善后逐渐减量，总疗程2～4个月。亦可考虑免疫抑制剂如环磷酰胺、硫唑嘌呤和甲氨蝶呤治疗。

3. 对慢性患者秋水仙碱为首选药物，剂量为0.5mg，每日1～3次。

（二）对症治疗

停服致敏药物或停止接触致敏抗原。

【预后】

本病一般呈良性或自限性过程，多数患者预后良好；有内脏损害者预后欠佳。

（余毅恺　李守新）

十六、巨细胞动脉炎

巨细胞动脉炎（giant cell arteritis, GCA）是一类系统性、炎症性全血管炎，主要累及从主动脉弓发出的大、中动脉，常累及颈动脉的颅外分支，尤其是颞动脉。典型的临床表现为颞部头痛、间歇性下颌运动障碍和失明，患者多伴有风湿性多肌痛表现，即颈、肩胛带及骨盆带肌肉疼痛和晨僵。多发生于老年人，在50岁以上人群中,发病率可达每年(15～30)/10万人,男女之比为1∶3。

【病因】

病因不明。在受累的颞动脉,含有T淋巴细胞产生的细胞因子如INF-γ和IL-2,也含有巨噬细胞产生的IL-1β、IL-6、TGF-β,推测可能是多种细胞因子调节紊乱所致的慢性炎症性血管性疾病。

【病理】

单核细胞浸润和血管壁内弹力层断裂是GCA的特征性改变。病变呈节段性跳跃分布。

【诊断】

(一)临床表现

1. 全身症状:GCA是异质性非常强的一种疾病,可有不明原因的发热、疲劳、体重减轻等非特异性全身不适。

2. 颈动脉及其分支受累的症状:头痛、头皮触痛是GCA最常见的症状,占50%～75%。一般位于一侧或两侧颞部,通常描述为针刺痛、灼痛或钝痛,多为持续性,也可为间歇性,其他区域如枕部、外耳道、腮腺区也可出现疼痛。颌部疼痛是GCA较特异的症状,约占50%。也可出现吞咽或语言停顿,甚至可有舌痛,舌坏疽。

3. 眼动脉及其分支受累的症状:视力下降是GCA常见症状,失明是其严重并发症。也可出现其他眼部表现,如复视、眼睑下垂,一过性视力障碍、黑矇等。

4. 大动脉受累的症状:上肢间歇性运动障碍,不能梳头、下肢间歇性跛行。可有胸腹部动脉瘤形成的相应表现。肾动脉受累少见。

5. 其他动脉受累表现:颈动脉、腋动脉和肱动脉分布区域青紫,颈部或四肢脉搏减弱甚或消失,也可有抑郁、记忆力减退、失眠等神经精神症状,或脑卒中和短暂脑缺血发作。

6. 40%～60%的患者伴有风湿性多肌痛(PMR)表现,典型为对称性颈、肩胛带或骨盆带近端肌肉酸痛,僵硬不适,晨僵,但肌压痛和肌力减弱不明显,肌活检、肌酶谱、肌电图均正常。

PMR 和 GCA 临床上密切相关,50% 左右 GCA 患者可有 PMR 症状,15%~20% 的 PMR 患者有 GCA 的组织学或临床表现。这两种疾病的发病机制都不甚清楚,可认为它们是一种综合征的不同组成部分。

(二) 实验室检查

1. 血常规:50% 的患者有轻至中度正色素性贫血,白细胞总数及分类计数一般正常,血小板可增多。

2. 血沉明显增快,通常超过 50mm/h。

3. C 反应蛋白升高。

4. 1/3 的患者有碱性磷酸酶升高。

(三) 特殊检查

1. 病理学检查:颞浅动脉或枕动脉活检,应尽量选择有压痛及有症状或怀疑有异常的动脉,长度不小于 2~3cm。组织切片可见肉芽肿形成,单核细胞与多核巨细胞浸润,内膜断裂等病理改变。研究发现临床诊断为 GCA 患者行颞动脉活检仅有 30%~40% 阳性率。同一患者的组织学特征和临床特征无相关性。

2. 血管造影:颞动脉造影可发现血管狭窄等改变,疑有大动脉受累时可进一步做选择性动脉造影。

3. 多普勒血流图:采用多普勒血流图可探测血管狭窄部位。

(四) 诊断标准

1990 年美国风湿病协会分类标准如下。

1. 发病年龄>50 岁。

2. 新近的头痛,新起或与过去不同类型的局限性头痛。

3. 血沉>50mm/h。

4. 颞动脉异常:颞动脉触痛、搏动减弱,同颈动脉硬化无关。

5. 动脉活检异常:活检标本示坏死性动脉炎症,伴有大量单核细胞浸润和肉芽肿性炎症,通常含有多核巨细胞。

3 项阳性即可诊断 GCA,敏感性可达 93.5%,特异性可达 91.2%。

（五）鉴别诊断

1. 结节性多动脉炎：此病主要侵犯中小动脉，如肾动脉、腹腔动脉或肠系膜动脉，很少累及颞动脉。

2. 大动脉炎：本病多为青少年时发病，侵犯主动脉及其分支及肺动脉，很少累及颞动脉。

【治疗】

（一）药物治疗

1. 糖皮质激素：一般首选泼尼松 40～60mg/d，口服，至症状缓解，血沉降至正常时开始减量，总疗程一般不超过 1～2 年，不宜过早减量或停用。有急性视觉改变者，可选择甲泼尼龙 250～1000mg/d，连续冲击治疗 3 天。

2. 免疫抑制剂：对于糖皮质激素有禁忌证或疗效不佳时可选用甲氨蝶呤、环磷酰胺或硫唑嘌呤等免疫抑制剂。

（二）对症治疗

非甾体抗炎药如吲哚美辛等可改善发热、疼痛等症状。

【预后】

PMR 向 GCA 转化比较少见，但是在诊断 PMR12～14 个月内可能出现，由于本病视觉损害不能逆转，平均治疗期限 2 年，部分患者需要超过 5 年。所以目前推荐在诊断 PMR 以后小剂量激素维持治疗。

（余毅恺　李守新）

十七、风湿性多肌痛

风湿性多肌痛（polymyalgia rheumatica，PMR）是以颈、肩胛带及骨盆带肌肉疼痛和僵硬感为特征的一种临床综合征。发病年龄在 50 岁以上，女性多于男性。

【病因】

可能与遗传、年龄、内分泌、环境及免疫等多因素有关。

【病理】

一般无特殊病理学改变,已知有滑膜炎的存在。

【诊断】

(一) 临床表现

1. 有发热、乏力、消瘦等表现。

2. 肌痛及僵硬感对称性出现在肩胛带、颈及骨盆带等处的肌肉,早晨及休息后明显,严重时上肢不能举过肩,上下楼梯困难、起床困难。一般无肌无力及肌肉压痛,晚期可有肌萎缩。

3. 关节痛出现在肩关节、膝关节及腕关节等处。

4. 并发颞动脉炎者,可出现头痛、头皮触痛、视物模糊、失明及颌部间歇性运动障碍。

(二) 实验室检查

1. 血常规:轻至中度贫血,白细胞正常或略高,血小板可升高。

2. 血沉增快,一般超过 40mm/h。

3. C 反应蛋白升高。

4. 血清肌酶正常。

5. 类风湿因子、抗核抗体阴性,补体正常。

6. 肌肉活检及肌电图正常。

(三) 诊断标准

1. Chuang 的诊断标准(1982 年)

(1) 年龄 50 岁以上。

(2) 双侧疼痛和僵硬至少 1 个月,累及下列部位中至少 2 处:颈部或躯干,肩或上肢近侧,髋部或大腿近端。

(3) 血沉>40mm/h。

(4) 排除巨细胞动脉炎以外的其他疾病。

2. Healey 的诊断标准(1984 年)

(1) 疼痛持续至少 1 个月并累及下列至少两个部位:颈部、肩和骨盆带。

(2) 晨僵持续>1 小时。

(3) 对泼尼松治疗反应迅速(20mg/d 或更少)。

(4) 排除其他能引起骨骼肌肉系统症状的疾病。

(5) 年龄>50 岁。

(6) ESR>40mm/h。

对以上标准,所有表现都存在才可诊断 PMR。

(四) 鉴别诊断

1. 类风湿关节炎:主要累及手足小关节,为多发性对称性关节炎,晨僵明显,常有关节破坏,关节畸形,类风湿因子阳性。

2. 多发性肌炎/皮肌炎:有肌痛,肌无力明显,活动受限,可有皮肤损害。肌酶增高,肌电图和肌肉活检提示炎症性肌病。

3. 纤维肌痛综合征:常见于 25 ~ 45 岁的女性,肌痛明显,多部位压痛点,情绪紧张和睡眠障碍时,肌痛及晨僵更明显。对糖皮质激素反应差。

【治疗】

1. 糖皮质激素:可作为诊断性治疗指标。一般采用小剂量泼尼松 15 ~ 30mg/d,待症状缓解,血沉及 C 反应蛋白恢复正常后,逐渐将泼尼松减至 5mg/d 维持治疗,疗程 1 ~ 2 年。合并颞动脉炎患者,应予泼尼松 40 ~ 60mg/d,症状缓解后逐渐减量。

2. 非甾体抗炎药:对单纯性、轻症 PMR 患者有效。

3. 对症治疗。

【预后】

有自限性,单纯 PMR 预后良好。

(沈桂芬 胡绍先)

十八、荨麻疹性血管炎

荨麻疹性血管炎(urticarial vasculitis)是白细胞破碎性血管炎的一种表现形式,有正常补体和低补体血症两个亚型。低补体血症性荨麻疹性血管炎和系统性症状及结缔组织病相关,主要特点为荨麻疹,伴关节痛和腹部不适等。多见于中青年女性。

【病因】

本病是一种Ⅲ型变态反应。抗原抗体复合物沉积于血管壁,激活补体和中性粒细胞趋化作用,这些细胞释放蛋白水解酶等引起血管损伤。诱发因素有寒冷刺激、细菌、病毒、寄生虫感染、药物过敏等。低补体型患者体内更易出现针对C1q和血管内皮细胞的自身抗体,ANCA则罕见。

【病理】

皮肤病理改变为白细胞破碎性血管炎,病变处有免疫复合物沉积。

【诊断】

(一)临床表现

1. 荨麻疹:为本病突出表现,有明显的疼痛或烧灼样感觉,可在周身各处出现,以躯干、面和上肢最为多见,在固定部位持续24~48小时后消退,不留痕迹。有的皮疹为紫癜、丘疹和水疱。

2. 荨麻疹发作时可伴发热、光敏、淋巴结肿大、关节痛、腹痛、呼吸困难、胸腔或心包腔积液。肾损害可见血尿、蛋白尿及管型尿。

3. 约半数病例有重度吸烟史和慢性阻塞性肺疾病。

4. 4个常见的诱发因素是:①药物,如ACEI类降压药、青霉素、磺胺类、噻嗪类利尿剂等;②结缔组织病,如SLE、干燥综合征;③病毒感染,如乙肝、丙肝、传染性单核细胞增多症;④特发原因,如不伴SLE的血管炎。

(二)实验室检查

1. 血常规:外周血白细胞数正常或增高,中性粒细胞比例增加。

2. 血沉增快。

3. 血清中多种补体成分水平降低,与疾病活动相平行。

(三)特殊检查

病理学检查:皮损活检示白细胞破碎性血管炎,肾活检示膜型增殖性肾炎。

（四）诊断要点

根据荨麻疹，伴关节痛、腹痛或轻度肾损害，血清补体减低等可考虑本病的诊断，病损处活检可见白细胞破碎性血管炎。

（五）鉴别诊断

慢性荨麻疹：荨麻疹反复发作，病程超过 3 个月，皮损不多，不重，发作有时间规律，全身症状不重，多数病因不明确，实验室检查无血清补体降低等改变。

【治疗】

（一）药物治疗

1. 仅有皮肤损害者，单用抗组胺药和 NSAIDs 即可。无效者，加用秋水仙碱或羟氯喹。

2. 糖皮质激素：治疗效果好，剂量根据病情可选用泼尼松 20～40mg/d，病情控制后逐渐减量至停药。

3. 个别病例激素治疗无效或减量困难时，可用细胞毒药物如硫唑嘌呤 50～100mg/d，口服。

（二）对症治疗

避免诱发因素，如注意保暖，清除感染灶，停服致敏药物等。

【预后】

本病一般呈良性过程，可治愈。

（余毅恺 李守新）

十九、冷球蛋白血症

冷球蛋白（cryoglobulin）是一种在低温下能可逆沉淀的免疫球蛋白，通常是 IgM，也可是 IgG。冷球蛋白血症（cryoglobulinemia）则是与冷球蛋白相关的、以皮肤血管炎损害为主的免疫复合物病。多发生于中年女性。不伴随任何明确疾病的冷球蛋白血症，称原发性冷球蛋白血症；伴随于某种疾病的冷球蛋白血症称继发性冷球蛋白血症,多见于自身免疫性疾病和感染性疾病。根据 Brouet 分类方法,还可将冷球蛋白血症分为Ⅰ、Ⅱ、Ⅲ型。Ⅰ型又称单纯型,是单克隆免疫球蛋白,通常是IgM,而IgG、IgA 或轻链相对少见。Ⅱ和Ⅲ(混合型)包含类风湿因子,通常也是IgM,极少为IgG 或IgA。这些RF和多克隆IgG的Fc段形成复合物,而实际上RF可能是单克隆(Ⅱ型)或多克隆(Ⅲ型),Ⅱ型和Ⅲ型代表80%以上的冷球蛋白。

【病因】

病因未明。本病是一种免疫复合物病,可能与某些病毒(常见于HCV、HIV)、细菌、真菌感染,淋巴增殖性疾病,自身免疫性疾病,慢性肾病和肝病相关。

【病理】

皮肤病理改变为白细胞破碎性血管炎,在皮肤小血管壁和沿肾小球基底膜有冷球蛋白沉积。

【诊断】

(一)临床表现

1. 皮肤表现:紫癜、网状青斑,常发生于下肢;皮肤、黏膜溃疡,以踝部尤其外踝多见,也可见于其他暴露部位,如鼻、耳、口腔等,少数可发生肢端坏疽。

2. 雷诺现象:占28%~50%。

3. 关节表现:占35%~72%。关节和肌肉疼痛在Ⅰ型少见,而在Ⅱ和Ⅲ型中多见。

4. 肾损害:占8%~57%。表现为继发于免疫复合物沉淀的肾小球肾炎。

5. 外周神经病变:占10%~30%。表现为多发性单神经炎。

6. 其他:腹痛、出血、血栓形成、肝脾大、淋巴结肿大,肝功能异常,主要为血清碱性磷酸酶升高。

(二)实验室检查

1. 血沉增快,血黏度增高。

2. 丙种球蛋白增高。

3. 免疫学检查:血清补体减低,尤其是C4降低。类风湿因子、抗核抗体、冷球蛋白阳性。

（三）特殊检查

病理学检查：皮肤活检显示白细胞破碎性血管炎。

（四）诊断要点

根据皮肤紫癜，可伴有关节痛、雷诺现象、皮肤溃疡、肾炎、肝脾大、淋巴结肿大、肝功能异常、外周神经病变等，加之冷球蛋白、类风湿因子阳性，血清补体减低等可考虑本病的诊断。

（五）鉴别诊断

1. 过敏性血管炎：几乎均发生于成人，病前常有接触外源性抗原病史，除皮肤紫癜、斑丘疹等皮肤表现外，皮肤外表现较少见。

2. 过敏性紫癜：多发生于男性儿童，有食物或药物等过敏因素，春秋季好发，其特点为非血小板减少性紫癜，伴或不伴关节或胃肠道症状。

3. 低补体血症性血管炎：多见于中青年女性，皮肤荨麻疹为其突出表现，实验室检查有血清多种补体成分水平降低。

【治疗】

无症状的冷球蛋白血症无需治疗。继发性冷球蛋白血症主要是治疗原发病。仅有关节症状者，用 NSAIDs 类药物治疗。糖皮质激素和免疫抑制剂适用于病情较重、有内脏损害者。血浆置换适用于病情严重者，可去除冷球蛋白，改善症状。

（余毅恺　李守新）

二十、大动脉炎

大动脉炎是指大动脉（包括主动脉及其主要分支和肺动脉）慢性、进行性、炎症性、闭塞性疾病。又称高安动脉炎（Takayasu arteritis）。约 80% 的患者为女性，中位发病年龄 30 岁。

【病因】

病因不明。发病机制可能涉及细胞免疫反应。一些患者血清中可发现高滴度的抗内皮细胞抗体。

【病理】

早期病理变化为连续或节段性肉芽肿性炎症反应,参与反应的细胞包括巨噬细胞、淋巴细胞、多核巨细胞。血管壁不规则增厚,管腔狭窄,内外膜纤维化,瘢痕形成。

【诊断】

(一) 临床表现

1. 约 3/4 患者于青少年时发病,活动期可有全身症状,如发热(40%)、全身不适(40%~60%)、食欲缺乏、体重下降(40%~60%)、关节痛(40%~60%)等,病变动脉处可有局限性疼痛和压痛。

2. 根据病变部位可分为 4 型。

(1) 头臂动脉型(主动脉弓综合征):病变主要位于主动脉弓和头臂血管。颈动脉和椎动脉狭窄堵塞时,可有不同程度的脑缺血,表现为头昏、头痛、眩晕、视觉障碍,严重者可有晕厥、抽搐、失语、偏瘫等。当锁骨下动脉受累时,可出现患肢无力、麻木和冷感,活动后间歇性肢体疼痛,患侧桡动脉搏动减弱或消失,血压降低或测不出。

(2) 胸腹主动脉型:病变主要累及胸腹主动脉及其分支,特别是肾动脉。下肢缺血可出现为乏力、麻木、冷感和间歇性跛行等症状。冠状动脉及肠系膜动脉病变可出现心绞痛、心肌梗死、肠缺血性绞痛、肠功能紊乱等。合并肾动脉狭窄者,主要表现为高血压,体检于腹部和肾区听到血管杂音。

(3) 广泛型:具有上述两型的特征,病变呈多发性,多数病情较重。

(4) 肺动脉型:上述三型均可合并肺动脉受累,晚期可出现肺动脉高压。表现为心悸、气短,肺动脉瓣区收缩期杂音,肺动脉瓣第二心音亢进等。

(二) 实验室检查

1. 血常规:轻度贫血、白细胞增多。

2. 血沉增快、C 反应蛋白阳性。

3. 血清抗主动脉抗体测定：抗体滴度≥1∶32。

上述均为非特异性。

（三）特殊检查

1. X线检查：胸部X线检查可见左心室增大，若侵犯胸主动脉，可见主动脉弓凸出、扩张，甚至瘤样扩张，或者降主动脉变细内收及搏动减弱等改变。

2. 血管造影：可见主动脉及其分支受累部位血管边缘不规则，伴狭窄和狭窄后扩张，动脉瘤形成，甚至闭塞。

3. 多普勒血流图：可探查主动脉及其主要分支狭窄或闭塞情况（如颈动脉、锁骨下动脉、肾动脉等）。

（四）诊断标准

1990年美国风湿病协会分类标准如下。

1. 发病年龄40岁以下。

2. 间歇跛行。

3. 单侧或双侧臂动脉搏动减弱。

4. 两上肢收缩压差至少大于10mmHg。

5. 单侧或双侧锁骨下动脉或腹主动脉有血管杂音。

6. 动脉造影大动脉管腔狭窄或闭塞，除外动脉硬化、肌纤维发育不良等其他原因。

凡符合3项以上者可诊断为本病。

（五）鉴别诊断

1. 结节性多动脉炎：本病主要累及中小动脉，尤其是内脏小动脉，引起皮肤、关节、周围神经、胃肠道、肾等病变。与大动脉炎侵犯的血管部位不同。

2. 肾动脉纤维肌性结构不良：本病好发于年轻女性，病变多累及肾动脉远端及其分支，可呈串珠样改变，主动脉很少受累。

3. 先天性主动脉缩窄：本病多见于男性，无炎症活动表现，胸主动脉造影可见特定部位缩窄，婴儿型位于主动脉峡部，成人型位于动脉导管相接处形成局限性缩窄。

4. 血栓闭塞性脉管炎（buerger 病）：本病好发于年轻男性，

多有吸烟史，病变主要累及肢体远端的中、小动脉和静脉，表现为动脉供血不足或浅表性脉管炎症状，如患肢发凉、麻木、疼痛，间歇性跛行，脉搏减弱或消失等，重者可发生溃疡和干性坏疽。

【治疗】

（一）药物治疗

1. 糖皮质激素是疾病活动期的主要治疗药物。开始剂量1mg/(kg · d)，口服，全身症状缓解、血沉正常后逐渐减量至停药。

2. 激素治疗无效或复发时，加用免疫抑制剂如环磷酰胺，用量一般为1～2mg/(kg · d)，分次口服。病情缓解后，逐渐减量至停药。

（二）手术治疗

如血管狭窄严重，可应用经皮腔内血管成形术(PTA)或外科手术治疗。

（三）对症治疗

1. 如有结核或其他感染存在，应同时抗结核或抗感染治疗。

2. 抗凝药物：阿司匹林50mg，每日1次，双嘧达莫25mg，每日3次。

3. 扩血管药物：硝苯地平10mg，每日3次。

【预后】

一般进展缓慢，预后视有无严重并发症和症状能否稳定而定，主要死因是脑出血。

（余毅恺　李守新）

二十一、Cogan 综合征

Cogan综合征(Cogan syndrome)是一组以角膜炎或其他眼炎、感觉神经性听力减退为特征，伴有系统性血管炎表现的临床症候群，多发生于青年人，平均发病年龄25岁，男女发病无明显差异。病因不明，可能与自身免疫有关。

【诊断】

（一）临床表现

1. 炎症性眼病：间质性角膜炎是诊断典型 Cogan 综合征的必备条件。其他包括结膜炎、巩膜炎、脉络膜炎和葡萄膜炎。

2. 前庭耳病：耳鸣、眩晕、双耳感觉性听力减退，以及眼球震颤和共济失调等。

3. 50% 患者有发热、体重减轻、乏力、关节痛、肌肉疼痛等全身症状。

4. 15% 患者有系统性血管炎的表现，可累及大、中、小血管。如损及皮肤、周围神经、肾或心脏，则有相应临床症状。

（二）实验室检查

1. 血常规：贫血，白细胞增多和血小板增多。

2. 血沉增快。

（三）特殊检查

1. 听力和眼震电描记检查异常。

2. 血管造影：可见受累动脉狭窄或闭塞性改变。

【治疗】

（一）药物治疗

如眼病严重，且有耳前庭及全身症状，可口服大剂量糖皮质激素，如泼尼松 40 ~ 60mg/d，病情缓解后逐渐减量。

（二）对症治疗

眼部受累局部使用糖皮质激素。

【预后】

一半以上患者有耳聋，10% 患者出现失明，10% 患者死于本病。

（余毅恺　李守新）

二十二、川　崎　病

川崎病（Kawasaki disease）又称皮肤黏膜淋巴结综合征，是一种病因未明的系统性血管炎，以发热、全身性红斑和脱屑、颈部非化脓性淋巴结肿大和手、足肿胀为主要临床特点，是幼儿后天性心脏病的常见原因。主要发生在婴儿和 5 岁以下儿童，男孩较多，男女之比为 1.6∶1。

【病因】

病因尚未明确，流行病学和临床表现提示与感染有关，但无病原微生物的血清学证据。一般认为与多种病毒如 EB 病毒、轮状病毒、逆转录病毒有关，或与细菌如链球菌、丙酸杆菌感染可能有关。免疫反应和遗传因素可能也起作用。

【病理】

主要累及中、小动脉血管，尤其是冠状动脉，也可累及静脉和毛细血管。病理改变有血管平滑肌细胞坏死、内外弹力层断裂分离，可形成动脉瘤，随后血管内纤维结缔组织形成，最终血管狭窄或闭塞等。

【诊断】

（一）临床表现

1. 发热：大多数患者的首发症状，表现为持续性发热，体温高达 39℃以上，持续 1～2 周。

2. 双侧球结膜充血但无分泌物。

3. 口腔黏膜：口唇、口腔黏膜红肿，舌乳头突起，呈草莓舌。

4. 皮疹：躯干或四肢的多形性皮疹，不伴有水疱或结痂。

5. 四肢末端改变：起病后 2～5 天出现手掌和足底部发红，手足呈硬性水肿。约于起病后 10～15 天，甲周、手掌、足底开始脱皮。起病后约 2 个月，指（趾）甲常出现横沟。

6. 淋巴结：在发热初期出现短暂的非化脓性颈部淋巴结肿大，见于 50%～70% 的病例。

7. 心脏损害：是川崎病最严重的表现，可发生心肌炎、心包炎、心肌梗死等。听诊有心动过速、奔马律、心音低钝或分裂，收缩期杂音，心律失常，20%～30% 的患者发生冠状动脉瘤。

8. 其他尚有关节痛或关节炎、腹痛、腹泻、胆囊积液、肝炎、麻痹性肠梗阻、肺炎、无菌性脑膜炎、面瘫、偏瘫和脑病等。

（二）实验室检查

1. 血常规：急性期（最初几天内）白细胞增高，伴中性粒细胞核左移。轻度正色素性贫血。血小板增多，高峰期在发病的第1个月。

2. 肝功能：血清转氨酶常升高。

3. 尿液检查：有蛋白和白细胞增多。

4. 血沉、CRP 增高，可持续3个月。

（三）特殊检查

1. 心电图：显示有不同程度的 PR、QT 间期延长，ST-T 波改变，异常 Q 波和心律失常。

2. 超声心动图：左室肥大，少数可有冠状动脉瘤改变。

（四）诊断标准

1988年12月在日本东京第三届国际川崎病研讨会上提出的诊断标准如下。

1. 发热5天以上。

2. 以下5项症状中存在4项者。

（1）双侧非渗出性球结膜充血。

（2）口腔黏膜改变，包括口腔黏膜及口咽部弥漫性充血，草莓舌及口唇干裂。

（3）四肢末端改变，包括手掌、足底发红、肿胀，随后指（趾）端脱皮。

（4）躯干部多形性皮疹。

（5）急性非化脓性颈淋巴结肿大，直径大于15mm。

3. 除外其他疾病。

（五）鉴别诊断

1. 猩红热：本病是由 A 族乙型溶血性链球菌引起的急性出疹性传染病，临床特征有发热、咽峡炎、全身鲜红色皮疹和恢复期成片状脱皮。无冠状动脉等中、小动脉损害。

2. 出疹性病毒感染：由病毒感染（如麻疹病毒等）引起的发热、出疹是儿童常见的急性传染病，根据其流行病学、临床症状、发热与皮疹的关系、皮疹的特征等，结合有关的化验结果进行鉴别。

3. 幼年型类风湿关节炎：又称 Still 病，临床特点有发热、皮疹、关节炎、肝脾及淋巴结肿大、胸膜炎、心包炎等。

【治疗】

（一）药物治疗

1. 阿司匹林：急性期 80～100mg/(kg·d)，分 4 次口服，热退后减为 30mg/(kg·d)，疗程根据临床病程而定，一般 1～2 个月，有冠状动脉病变者宜以阿司匹林 5mg/(kg·d) 持续至病变消失为止。

2. 免疫球蛋白：现推荐单剂量(2g/kg)免疫球蛋白持续 12 小时以上静脉滴注。

3. 糖皮质激素：仍存在争论。

（二）手术治疗

少数冠状动脉瘤较大而又不能退缩者需做冠状动脉旁路搭桥手术。

（三）对症治疗

1. 有心绞痛者加用硝酸甘油或硝酸异山梨醇酯。

2. 有心肌梗死者采用溶栓疗法，静脉注射链激酶或尿激酶。

【预后】

本病为自限性疾病，多数预后良好，病死率不超过 2%，主要死于心肌梗死，其次为心肌炎合并心力衰竭，还可因冠状动脉瘤破裂引起猝死。

（余毅恺　李守新）

二十三、血栓闭塞性脉管炎

血栓闭塞性脉管炎（thromboangiitis obliterans）也称 Buerger 病，是一种非动脉粥样硬化性、呈节段样改变的血管炎症性疾病，主要累及肢体中、小动脉和静脉，引起肢体远端缺血，出现跛行、休息痛、缺血性溃疡、坏疽等症状。本病好发于 20～45 岁男性，女性少见，多在冬季发病，在我国北方比南方多见。

【病因】

病因不明，吸烟与本病的发生、发展明显相关。患者血清出现抗内皮细胞抗体和 HLA-A9、HLA-A54、HLA-B5 高表型优势提示其亦可能与免疫异常和遗传因素有关。

【病理】

急性期：高细胞性、节段性、闭塞性、炎症性血栓，伴有受累血管壁轻度炎症。

亚急性期：腔内血栓进一步机化，但可能延缓血管的再通。

终末期：成熟血栓，血管纤维化。

上述三期正常血管壁结构包括内弹力层仍保持完整，此与动脉粥样硬化性改变明显有别。

【诊断】

（一）临床表现

1. 多数患者有吸烟史，部分患者发病前有肢体受寒、受潮或创伤史。

2. 70%～80% 的患者出现肢体远端休息痛、足、足趾和手指缺血性溃疡。初起常感患肢发凉、麻木或刺痛，受寒或接触冷水后加重，常有雷诺现象；随着病情发展，出现间歇跛行，患肢脉搏减弱或消失；至动脉完全闭塞，肢体持续性疼痛，休息时亦不中止，最后可发生溃疡和干性坏疽。

3. 根据缺血程度将本病分为 4 度。

Ⅰ度：麻木、冷感、皮肤色泽异常（苍白、少血性潮红、发绀等）。

Ⅱ度：间歇跛行。

Ⅲ度：休息痛。

Ⅳ度：缺血性溃疡、坏疽。

（二）实验室检查

尚无确诊或排除本病的实验检查。

（三）特殊检查

多普勒血流图和血管造影有助于了解受累血管的部位、病变程度。

（四）诊断要点

1. 发病年龄45岁以下。

2. 有明确的吸烟史。

3. 出现肢体远端缺血的症状如跛行、休息痛、缺血性溃疡、坏疽等。

4. 排除自身免疫性疾病、高凝状态和糖尿病。

5. 排除有来自他处栓子栓塞的可能。

6. 受累肢体与非受累肢体血管造影有明显差异。

【治疗】

无特殊治疗，主要是戒烟、肢体保暖、避免损伤和对症治疗，如有血管痉挛表现者可试用血管扩张剂如硝苯地平或哌唑嗪口服。严重者可手术治疗。

（余毅恺　李守新）

二十四、嗜酸性筋膜炎

嗜酸性筋膜炎（eosinophilic fasciitis，EF）或称弥漫性嗜酸细胞增多性筋膜炎（diffuse eosinophilic fasciitis），又称Shulman综合征，是一种主要以筋膜弥漫性肿胀、硬化为特征的疾病。较少见，好发于秋冬季节，以30～60岁的男性多见。

【病因】

病因尚不明。可能与免疫异常有关。

【病理】

皮下深部组织、筋膜等的胶原纤维增生、变厚、硬化，血管周围有灶性淋巴细胞、组织细胞和浆细胞浸润，部分有数量不等的嗜酸粒细胞浸润，可见微血管扩张和增生。

【诊断】

（一）临床表现

1. 起病急，常有过度劳累、创伤、受寒史。

2. 病变好发于四肢，尤以小腿下部多见，其次为前臂、大腿、躯干等处，手足背少见，面部不累及。表现为皮肤肿胀、发紧、发硬，特征损害为皮下深部组织硬肿，凹凸不平，呈橘皮样外观，与浅静脉走向一致部位可见坑道状凹陷；皮肤可捏起，色泽正常或有色素沉着。

3. 关节或肌肉酸痛，累及关节附近时可致关节挛缩和功能障碍。

4. 乏力、低热。心、肺、食管、肝、脾、甲状腺及骨髓也可受累，出现相应症状。

（二）实验室检查

1. 血常规：红细胞和血小板计数轻度减少，白细胞总数正常，嗜酸粒细胞明显增多。

2. 血沉增快。

3. IgG 和 IgM 上升，循环免疫复合物增高，少数患者类风湿因子、抗核抗体阳性。

4. 甲皱微循环检查显示管袢变短，畸形支增多，部分顶部淤血，血流变慢。

（三）诊断

主要根据临床表现，结合病变处组织病理主要深筋膜胶原纤维增生和纤维化，可以确诊。

（四）鉴别诊断

1. 成人硬肿病：病变从头颈部开始，一般不侵犯手、足，皮肤不易捏起，无色素沉着、萎缩和毛发脱落，有自愈倾向。

2. 皮肌炎：特征性的皮肤损害是以眼眶为中心的水肿性紫红色斑，对称性近端肌肉无力、疼痛，血清肌酶谱增高，肌电图异常，肌肉活检提示炎性肌病。

【治疗】

1. 低分子右旋糖酐 500ml 加丹参注射液 16～20ml，静脉滴注，1 次/日，10 天为 1 个疗程。连续 3～6 个疗程。

2. 糖皮质激素：泼尼松，30～60mg/d，1次/日，疗程1～3个月。适用于早期病例。

3. 非甾体抗炎药：适用于有关节痛、肌肉痛的患者。

4. 亦可选用秋水仙碱、H_2受体阻滞剂、青霉胺、氯喹等。

5. 保暖，避免劳累、外伤，关节活动受限者，适当进行功能锻炼。

【预后】

本病进展缓慢，多数经治疗可缓解，部分可自行缓解。

（沈桂芬　胡绍先）

二十五、复发性多软骨炎

复发性多软骨炎（relapsing polychondritis，RP）是一种少见的系统性疾病。病变累及软骨及结缔组织，出现广泛性、复发性及破坏性炎症。发病年龄多在40～60岁，发病率男女基本相等。

【病因】

病因尚不明。可能与遗传因素、免疫异常及感染等因素有关。

【病理】

早期软骨组织充血、水肿，炎性细胞浸润，基质蛋白多糖逐渐消失，继而软骨细胞变性、崩解，肉芽组织增生并代替软骨，最后形成纤维化。

【诊断】

（一）临床表现

1. 耳部病变：耳郭突然红肿、疼痛和红斑，病情反复发作，导致耳郭畸形，外耳道狭窄，可出现中耳炎、前庭功能和听力障碍。

2. 鼻部病变：鼻软骨炎反复发作，可形成马鞍鼻畸形，引起鼻塞、发胀、鼻溢及鼻出血等。

3. 眼部病变：巩膜炎、结膜炎、角膜炎、视网膜炎及视神经炎等,重者失明。

4. 关节病变:为发作性、非对称性、非侵蚀性、非畸形性关节炎,累及大小周围关节及胸骨旁关节,出现关节疼痛及胸骨疼痛,伴压痛。

5. 呼吸系统病变:声嘶、咳嗽、气喘、呼吸困难及呼吸道感染等。甲状软骨、气管前压痛。严重者由于气管环萎缩、塌陷引起窒息。

6. 心血管病变:心瓣膜病变、大动脉瘤及全身性血管炎。有心包炎、心肌炎、心肌梗死等表现。

7. 其他:发热、贫血、消瘦等全身症状,可累及皮肤、黏膜、肝、肾及神经系统等,可与其他结缔组织病并存,出现相应的症状和体征。

(二) 实验室检查

1. 血常规:轻中度正细胞正色素贫血,活动期白细胞明显增多。

2. 血沉增快。

3. 蛋白电泳:白蛋白减少,α 球蛋白、γ 球蛋白增高。

4. 血清免疫学检查:多克隆 IgA、IgG、IgM 升高;可出现类风湿因子阳性,抗核抗体阳性;活动期抗软骨抗体及抗Ⅱ型胶原抗体阳性。

5. 尿呈酸性黏多糖阳性。

6. 可测出抗Ⅱ、Ⅸ、Ⅺ型胶原抗体。

(三) X 线检查

根据受累部位出现相应 X 线表现,如关节腔狭窄,但没有骨质破坏;胸片提示肺炎、肺不张、心脏扩大等。

(四) CT、MRI 及纤维支气管镜

可显示气管、支气管广泛狭窄。

(五) 诊断标准

1976 年 McAdam 提出的 RP 诊断标准:①双耳复发性软骨炎;②非侵蚀性关节炎;③鼻软骨炎;④眼部炎症;⑤喉和气管软骨炎;⑥耳蜗和前庭功能受损。达到 3 项或 3 项以上者即可确诊。不足 3 项者需做软骨活组织检查，以耳、鼻或呼吸道软骨为宜。

1979 年 Damiani 在 McAdam 诊断标准的基础上，提出 RP 诊断标准：①McAdam 诊断标准；②1 项以上的 McAdam 征加上病理证实；③病变累及 2 个或 2 个以上的解剖部位，对激素或氨苯砜治疗有效。达到以上 1 条者即可诊断。

临床出现下列情况之一者应怀疑本病：①一侧或两侧外耳软骨炎伴外耳畸形；②鼻软骨炎或有原因不明的鞍鼻畸形；③反复发作性巩膜炎；④不明原因气管及支气管广泛狭窄，软骨环显示不明，或局限性管壁塌陷。

（六）鉴别诊断

本病需与痛风、感染性软骨炎、外耳炎、韦格纳肉芽肿、哮喘、气管和支气管肿瘤等疾病鉴别。

【治疗】

1. 糖皮质激素：初始剂量为泼尼松 0.5～1mg/(kg·d)，重症病例可予以甲泼尼龙冲击治疗。疾病控制后逐渐减量并维持。

2. 免疫抑制剂：经上述治疗无效者加用，如甲氨蝶呤、环磷酰胺、硫唑嘌呤、环孢素等。

3. 少数病例对氨苯砜、秋水仙碱和非甾体抗炎药有效。

4. 病例报道，应用英夫利昔单抗（infliximab）部分有效，部分无效。

5. 中医中药治疗：中药及针灸可以减轻症状，缓解疼痛。

6. 手术治疗：气管塌陷的患者，放置气管内支架；出现重度呼吸困难，行气管切开术。累及心瓣膜造成难治性心衰，可行瓣膜修补术或瓣膜成形术。出现主动脉瘤者可行切除术。

【预后】

鞍鼻畸形、气管受累及系统性血管炎者，预后差。主要死亡原因是感染、系统性血管炎、恶性变、气管塌陷引起的窒息、动脉瘤破裂及瓣膜性心脏病。

（沈桂芬　胡绍先）

二十六、脊柱关节病

脊柱关节病（spondyloarthropathies, SpA）是一组表现以累及中轴关节为主，血清类风湿因子阴性的疾病。2002 年国际强直性脊柱炎评估工作组（Assessment in Ankylosing Spondylitis International Society, ASAS）为强调其炎症性疾病的性质，将之更名为脊柱关节炎（spondyloarthritis）。但本书仍沿用人民卫生出版社第 7 版《内科学》教材的定义，称为 SpA。包括强直性脊柱炎（ankylosing spondylitis, AS）、反应性关节炎（reactive arthritis, ReA）/Reiter 综合征（Reiter syndrome, RS）、银屑病关节炎（psoriatic arthritis, PsA）、肠病性关节炎、幼年发病的脊柱关节病（JSpA）和未分化脊柱关节病（undifferentiated spondyloarthropathies, uSpA）。其中 AS、uSpA 最常见。

未分化脊柱关节病（uSpA）是一个无法归类特殊类型 SpA，其临床表现、实验室和（或）影像学检查提示为 SpA，但又不符合已明确分类的 SpA 诊断标准。它可能是某一 SpA 的早期或是不典型表现，也可能是一重叠综合征或是一未知的 SpA 亚型。

【诊断标准】

（一）2009 年 ASAS 的中轴型 SpA 分类标准

起病年龄<45 岁和腰背痛≥3 个月的患者，影像学提示骶髂关节炎加上≥1 个下述的 SpA 特征或 HLA-B27 阳性加上≥2 个下述的 SpA 特征。

SpA 特征包括：①炎性背痛*；②关节炎；③起止点炎（跟腱）；④眼葡萄膜炎；⑤指（趾）炎；⑥银屑病；⑦克罗恩病、溃疡

---

* 2009 年 ASAS 专家推荐诊断炎性背痛标准为：①发病年龄<40 岁；②隐匿起病；③症状活动后好转；④休息时加重；⑤夜间痛（起床后好转）。符合上述 5 项指标中的 4 项，诊断炎性背痛。其敏感性为 79.6%，特异性为 72.4%。

性结肠炎；⑧对非甾体抗炎药（NSAIDs）反应良好；⑨SpA 家族史；⑩HLA-B27 阳性；⑪CRP 升高。

（二）2009 年 ASAS 的外周型 SpA 分类标准

关节炎或起止点炎或指（趾）炎加上以下 1 或 2：

1. ≥1 个 SpA 特征：葡萄膜炎、银屑病、克罗恩病/溃疡性结肠炎、发病前有感染、HLA-B27 阳性、影像学见骶髂关节炎。

2. ≥2 个其他 SpA 特征：关节炎、起止点炎、指（趾）炎、曾经有炎症性背痛病史、SpA 家族史。

（三）欧洲脊柱关节病研究组（ESSG）分类标准

符合以下任意 1 项入围标准，可能罹患 SpA。

1. 炎性脊柱痛：现症或曾经存在腰、背、颈部的脊柱疼痛，且至少具有以下 4 个特点。①45 岁前起病；②起病隐匿；③活动后可缓解；④与晨僵相关；⑤症状持续≥3 个月。

2. 滑膜炎：现症或曾经存在不对称性关节炎，或以下肢为主的关节炎。

符合任意 1 项上述入围标准，且至少符合 1 项下列指标，可分类为 SpA。

1. 家族史：一级或二级家属有下列任何一种疾病，AS、银屑病、急性葡萄膜炎、RsA、炎性肠病。

2. 银屑病：现在或曾经由医师诊断为银屑病。

3. 炎性肠病：现在或曾经由医师诊断为克罗恩病或溃疡性结肠炎，并由影像学或内镜检查确认。

4. 关节炎起病前 1 个月内存在由非淋球菌性病原体引起的尿道炎、宫颈炎、急性腹泻。

5. 交替性臀部疼痛：现症或曾经出现双侧臀部交替性疼痛。

6. 附着点炎：现症或曾经于跟腱、跖腱膜附着处出现自发性疼痛或压痛。

7. 骶髂关节炎：影像学分级双侧 2～4 级，或单侧 3～4 级（0 级=正常，1 级=可能存在病变，2 级=轻微病变，3 级=中度病变，4 级=关节强直）。

(四) Amor 标准(1991)

见表 4-6。

表 4-6　Amor 标准(1991)

临床症状及过去史	
夜间腰背痛,或腰背脊椎晨僵	1 分
非对称性少关节炎	2 分
臀区痛	1 分
若臀痛双侧交替发生	2 分
腊肠样指(趾)	2 分
足跟痛或其他肯定附着点痛	2 分
虹膜炎	2 分
伴有或关节炎起病前 1 个月内存在非淋球菌性尿道炎或宫颈炎	1 分
伴有或关节炎起病前 1 个月内存在急性腹泻	1 分
现症或曾经罹患银屑病和(或)龟头炎和(或)炎性肠病	2 分
影像学表现	
骶髂关节炎(X 线分级双侧 2 级以上,单侧 3 级以上)	3 分
遗传背景	
HLA-B27 阳性和(或)家族强直性脊柱炎,Reiter 综合征,葡萄膜炎,银屑病,慢性肠道疾病家族史	2 分
治疗反应	
用NSAIDs 后 48 小时内症状明显缓解,或停药后 48 小时内疼痛复发	2 分

注:上述积分至少达 6 分者可诊断 SpA。

【治疗】

SpA 各种疾病的治疗在相关章节中介绍。

目前尚无专注于 uSpA 的治疗药物,治疗沿袭了对 AS 有效的药物,包括非甾体抗炎药(NSAIDs)、改善病情抗风湿药

(DMARDs)以及肿瘤坏死因子-α 拮抗剂等。轻微症状和体征者无需特殊治疗,可应用个体化剂量的 NSAIDs,以缓解关节炎和肌腱端炎的疼痛。运动,局部理疗等。

(俞　莺　胡绍先)

二十七、强直性脊柱炎

强直性脊柱炎(ankylosing spondylitis,AS)是一种主要侵犯骶髂关节、脊柱骨突、脊柱旁软组织及外周关节的全身性、慢性炎症性疾病,严重者可发生脊柱畸形和强直。本病可伴有骨关节外表现,如急性前葡萄膜炎、主动脉瓣关闭不全、心脏传导阻滞、肺上叶纤维化、神经系统受累或肾(继发性)淀粉样变等。我国患病率约为 0.3%,发病年龄多在 13～31 岁,高峰为 20～30 岁,40 岁以后发病者少,青年男性居多,男女之比为(2～3)∶1。

【病因】

病因尚不明,可能与下列因素有关。

1. 遗传因素:本病有明显家族聚集倾向,与 HLA-B27 有很强的相关性,在不同人种中其表达的亚型各不相同。此外,还有数种 B 等位基因与 HLA-B27 阴性的 AS 相关。

2. 感染因素:患者粪便培养中肺炎克雷伯菌的检出率高,血清 IgA 型抗克雷伯菌抗体的阳性率高。

3. 其他:如自身免疫、创伤、环境、内分泌等。

【病理】

特征性改变是附着端炎,即附着骨的肌腱、韧带、关节囊等的炎症,发生在骶髂关节、椎间盘的纤维环、椎体周围韧带、跟腱等处。早期淋巴细胞、浆细胞浸润,随后肉芽组织形成,破坏相应部位的软骨和骨,最后纤维化或骨化。周围关节的病理变化为滑膜炎。

【诊断】

(一)临床表现

1. 多数起病缓慢,有乏力、食欲缺乏、消瘦、低热等。

2. 约90%的患者最先出现骶髂关节炎，腰骶部或臀部疼痛和晨僵，常为钝痛，难以定位，隐匿发作，可放射至大腿及腹股沟，伴僵硬感，休息不能缓解，活动可以减轻。症状常在清晨加重，严重时影响睡眠。

3. 脊柱自下而上受累，出现腰背痛、胸痛、颈痛和僵硬，伴活动受限，驼背畸形，最后整个脊柱强直。

4. 胸肋关节、肋椎关节受累，出现束带状胸痛，吸气、咳嗽、打喷嚏时加重，胸廓扩张受限。还可出现髂嵴、大转子、足跟等部位的疼痛和压痛。

5. 外周关节病变为非对称性关节肿痛、僵硬，以下肢髋、膝、踝等大关节多见。

6. 关节外病变以眼部最多见，如葡萄膜炎、结膜炎等，晚期病情较重者，可有主动脉瓣关闭不全、心脏传导阻滞、心包炎、肺纤维化、马方综合征及肾损害等。

7. 体格检查：骶髂关节和椎旁肌肉压痛为本病早期的阳性体征。随病情进展，胸廓扩展范围缩小，脊柱活动受限和畸形。

下列方法可用于检查骶髂关节或脊柱病变情况。

(1) 枕壁试验：在立正姿势双足跟紧贴墙根时，正常人后枕部应贴近墙壁而无间隙。而颈僵直和(或)胸椎段畸形后凸者该间隙增大，枕部不能贴壁。

(2) 胸廓扩张度：在第4肋间隙水平测量深吸气和深呼气时胸廓扩展范围，两者之差的正常值不小于2.5cm，而有肋骨和脊椎广泛受累者则胸廓扩展减少。

(3) Schober试验：于双髂后上棘连线中点上方垂直距离10cm处做出标记，然后嘱患者弯腰(保持双膝直立位)测量脊柱最大前屈度，脊柱受累者则增加距离<4cm。

(4) 骨盆按压：患者侧卧，从另一侧按压骨盆可引起骶髂关节疼痛。

(5) Patrick试验(下肢“4”字试验)：患者仰卧，一侧膝屈曲并将足跟放置到对侧伸直的膝上。检查者用一只手下压屈曲的膝，用另一只手压对侧骨盆，引出对侧骶髂关节疼痛则视为阳性。有膝或髋关节病变者也不能完成“4”字试验。

（二）实验室检查

1. 血常规：可有轻度贫血和白细胞升高。

2. 血沉和C反应蛋白升高，但血沉或CRP正常不能除外病情活动。约50%的患者血清碱性磷酸酶、肌酸激酶升高。病情活动时可出现血脂水平下降，特别是高密度脂蛋白。

3. 类风湿因子阴性，血清IgA、IgG、IgM可增加。

4. 90%的患者HLA-B27阳性。

（三）X线检查

1. 骨盆正位片：AS最早的变化常在骶髂关节。按纽约诊断标准分为5级：0级为正常；Ⅰ级为可疑改变；Ⅱ级为轻度异常，可见骶髂关节模糊，微小侵蚀改变；Ⅲ级为中度异常，骶髂关节侵蚀、硬化、关节间隙增宽或狭窄；Ⅳ级严重异常，关节融合或强直。

2. 脊柱：椎体骨质疏松，椎小关节模糊，椎体方形变，椎旁韧带钙化，骨桥形成，晚期广泛而严重的骨桥致脊柱完全融合称为“竹节样变”。

3. 周围关节：髋关节受累可表现为侵蚀性病变、关节间隙狭窄、骨赘形成等，可引起骨性强直。其他可有耻骨联合、坐骨结节和肌腱附着点（如跟骨）的骨质糜烂，伴邻近骨质的反应性硬化及绒毛状改变，可出现新骨形成。

（四）CT和MRI检查

应用于临床早期或可疑病例。CT可发现骶髂关节轻微的骨质病变，但不应反复检查。MRI多用于检测活动性、早期骶髂关节炎。

（五）诊断标准

1. 1984年修订的AS纽约标准如下。

（1）下腰背痛持续至少3个月，疼痛随活动改善，但休息不减轻。

（2）腰椎在前后和侧屈方向活动受限。

（3）胸廓扩展范围小于同年龄和性别的正常值。

(4) 双侧骶髂关节炎Ⅱ ~ Ⅳ级,或单侧骶髂关节炎Ⅲ ~ Ⅳ级。

如患者具备(4)并分别附加(1) ~ (3)条中的任何 1 条可确诊为 AS。

2. 对早期不符合 AS 纽约标准者,参考有关脊柱关节病(SpA)的诊断标准,主要包括 Amor、欧洲脊柱关节病研究组(ESSG)和 2009 年 ASAS 推荐的 SpA 分类标准(见二十六、脊柱关节病)。

(六) 鉴别诊断

1. 腰椎间盘突出症:常有负重扭伤史,急性腰痛和一侧坐骨神经痛,活动时加重,受累椎体棘突及棘突旁压痛,坐骨神经行径压痛,直腿抬高试验阳性。X 线检查示脊柱侧弯,腰椎生理前凸消失,椎间隙前窄后宽或狭窄,椎体后缘唇样骨质增生等。无疲劳感、消瘦、发热等全身表现,血沉和 C 反应蛋白正常。

2. 类风湿关节炎:多见于 45 岁左右的女性,为对称性多关节炎,以掌指关节及近端指间关节等小关节炎为主,多不累及骶髂关节,如脊柱受累可侵犯颈椎,可有类风湿皮下结节,RF 阳性,抗 CCP 阳性等。

3. 结核性脊柱炎:可有肺、淋巴结结核的原发灶,伴结核中毒症状,常侵犯第 10 胸椎至第 1 腰椎,有背痛、驼背、脊髓压迫症等。X 线检查见椎体边缘模糊,椎间隙变窄,骨质破坏,椎体呈楔形,可有脊柱旁冷性脓肿阴影,骶髂关节常为单侧受累,无韧带骨赘。抗结核治疗有效。

4. 弥漫性特发性骨肥厚(DISH)综合征:多见于中老年男性,早期无症状,随病情发展出现脊柱及周围关节疼痛和僵硬。脊柱强直以胸椎段为主,不发生于骶髂关节,脊椎骨突关节无侵蚀。ESR 正常及 HLA-B27 阴性。

5. 髂骨致密性骨炎:多见于中青年女性。主要表现为慢性腰骶部疼痛,劳累后加重,有自限性。典型 X 线表现为在髂骨沿骶髂关节中下 2/3 部位有明显的骨硬化区,呈三角形者尖端向上,密度均匀,不侵犯骶髂关节面,界限清楚,骶骨侧骨质及关节间隙正常。

【治疗】

AS 尚无根治方法。若患者能够早期诊断及合理治疗，通过非药物、药物和手术等综合治疗，缓解疼痛和僵硬，控制或减轻炎症，保持良好的姿势，防止脊柱或关节变形，必要时矫正畸形关节，以达到改善和提高患者生活质量的目的。

（一）药物治疗

1. 非甾体抗炎药（NSAIDs）：为 AS 患者的首选治疗药物。可迅速改善患者腰背部疼痛和晨僵，减轻关节肿胀和疼痛及增加活动范围。对 AS 的疗效大致相当。可选用双氯芬酸钠、洛索洛芬钠、塞来昔布等。若一种 NSAIDs 连用 2 周症状无明显缓解，可换用另一种，不联用两种 NSAIDs。

2. 柳氮磺吡啶（sulfasalazine，SSZ）：可改善 AS 的关节疼痛、肿胀和发僵，并可降低血清 IgA 水平及其他实验室活动性指标，特别适用于改善 AS 患者的外周关节炎。开始 0.25g/次，每日 3 次，逐渐至 1.0g/次，每日 2～3 次，适用于早期、轻型患者。用药期间注意检查血象、肝肾功能。

3. 甲氨蝶呤（methotrexate，MTX）：口服或静脉注射，7.5～20mg/次，每周 1 次。不良反应有胃肠道反应、口腔炎、骨髓抑制等。

4. 生物制剂：抗肿瘤坏死因子（TNF）-α 拮抗剂包括依那西普（etanercept）、英夫利西单抗（infliximab）和阿达木单抗（adalimumab）。应用方法参照本章“一、类风湿关节炎”的治疗部分，但英夫利西单抗的剂量比治疗 RA 用量大，为 5mg/kg，于第 1、2、6 周静脉注射，以后每 6 周注射 1 次。总有效率达 50%～75%。严格掌握适应证和禁忌证。用药期间要定期复查血常规、尿常规、肝功能、肾功能等。

5. 糖皮质激素：一般不主张全身应用激素治疗 AS。用于 NSAIDs 治疗无效，伴急性虹膜炎、严重外周关节炎患者，局部或关节内注射激素。对难治性虹膜炎可能需要全身用激素治疗。

6. 其他药物：还可选用来氟米特、沙利度胺、雷公藤多苷等。

（二）非药物治疗

日常生活中注意维持正常姿势，睡低枕头，防止脊柱弯曲畸形；进行深呼吸，加强脊柱和肢体运动；物理治疗。戒烟。

（三）手术治疗

晚期脊柱、关节严重畸形者，行矫正术或关节置换术。

ASAS/EULAR 关于 AS 治疗的建议如下：

1. 治疗应个体化：需根据患者临床表现、病情活动度、功能、残疾、脊柱及臀部的损伤、一般状况及患者意愿和期望值来选择用药。

2. 病情监测应包括病史、临床措施、实验室检查和影像学检查及所有临床表现等，监测频率取决于症状、严重性和药物治疗。

3. 最佳治疗方式是药物和非药物治疗相结合。

4. 非药物治疗包括对患者进行教育和患者有规律地锻炼。

5. 推荐非甾体抗炎药（NSAIDs）作为有疼痛和晨僵患者的一线用药。对于胃肠道损伤危险性高的患者，可用非选择性 NSAIDs 加胃保护剂或选择性 COX-2 抑制剂。

6. 对 NSAIDs 疗效不佳、有禁忌和（或）不能耐受的患者可用镇痛药，如对乙酰氨基酚和阿片类药物来控制疼痛。

7. 可直接注射皮质激素到骨骼肌肉的局部炎症区，但无证据支持全身用皮质激素治疗中轴病变。

8. 无证据提示病情缓解抗风湿药（DMARDs）包括柳氮磺吡啶和甲氨蝶呤对中轴病变有效，柳氮磺吡啶可用于治疗有外周关节炎的患者。

9. 对于持续而明显的病情活动患者，除使用 ASAS 推荐的常规治疗外，还应给予抗肿瘤坏死因子（TNF）治疗。但无证据表明中轴受累的患者在用抗 TNF 治疗前或同时必须用 DMARDs。

10. 无论年龄大小，有难治性疼痛或残疾及影像学显示有结构破坏的患者应行全髋关节成形术。某些患者行脊柱手术如矫正截骨术或固定术可能有价值。

【预后】

AS病程以自行缓解和加重为特点，不同患者差别很大，一般认为该病预后较好。本病可呈比较温和或自限性过程，也可持续活动多年。髋关节受累患者病情较重，少数患者会因关节功能丧失行全髋关节置换术。

（俞　莺　胡绍先）

二十八、反应性关节炎和瑞特综合征

反应性关节炎（reactive arthritis，ReA）为关节外感染期间或感染后不久出现的并无微生物侵入关节的一种关节炎。瑞特综合征（Reiter syndrome，RS）是有关节炎、尿道炎和结膜炎三联征的反应性关节炎。常见于年轻人，儿童少见。胃肠道感染诱发的男女患病风险相当，沙眼衣原体诱发的多见于男性。

【病因】

病因尚不明。可能与感染、遗传和免疫学异常有关。细菌、病毒、衣原体、支原体、螺旋体等感染后均可引起ReA。常见的相关致病微生物有志贺菌属、沙门菌属、耶尔森菌属、沙眼衣原体、生殖器支原体、β-溶血性链球菌和肺炎衣原体等。约60%～80%的患者HLA-B27阳性。

【诊断】

（一）临床表现

1. 1～4周前有感染史，如胃肠炎、尿道炎或上呼吸道感染等，出现相关临床症状。

2. 关节病变：常表现为非对称性寡关节炎，多累及下肢大关节，可累及小关节和上肢关节，膝关节最常见，踝关节次之，关节炎呈急性关节炎表现，也可累及脊柱、骶髂关节。关节肿痛、僵硬、压痛及活动受限，反复发作转变成慢性关节炎，出现关节畸形，强直。可有肌腱附着端炎，出现足跟痛、胸痛等。

3. 泌尿生殖器官病变：尿道炎常为本病的首发症状，尿频、尿急、尿痛、血尿及脓尿。男性可出现前列腺炎、膀胱炎、旋涡状龟头炎等,后者为 RS 特征性表现之一;女性可出现阴道炎、宫颈炎等。

4. 眼部病变:结膜炎最常见,眼部发痒、烧灼及异物感,甚至眼痛、流脓,可自行消失。可出现虹膜炎、葡萄膜炎、角膜炎或视网膜炎等,严重者失明。

5. 皮肤黏膜病变:皮肤溢脓性角化症是 RS 特征性表现之一,常见于足底、手掌、头部、躯干及会阴处,可导致指(趾)甲脱落。口腔黏膜可见基底红斑样无痛性浅表溃疡。

6. 其他:急性期发热、乏力、食欲减退等。累及心、肺、胃肠、神经系统时,出现相应的表现。

(二) 实验室检查

1. 血常规:急性期白细胞增高,可有贫血。

2. 尿常规:出现大量白细胞,脓尿和血尿。

3. 60% ~80% 的患者 HLA-B27 阳性。

4. 血沉和 C 反应蛋白均增快。类风湿因子和抗核抗体阴性。血清免疫球蛋白、补体、免疫复合物升高。

5. 临床上通过血清学检测、泌尿生殖道或粪便标本的培养,约 60% 的病例获得病原体感染的证据。尿道分泌物淋球菌培养为阴性。

6. 滑液检查:外观混浊,含有大量中性粒细胞,黏性低,黏蛋白凝集试验不良,培养无细菌生长。

(三) X 线检查

骨质疏松,关节边缘模糊,关节间隙变窄,晚期骨质侵蚀、骨赘及骨膜反应。胸腰椎可见非对称性的韧带骨性联合,可有单侧或双侧不对称性骶髂关节炎改变。

(四) 鉴别诊断

1. 类风湿关节炎:多见于女性,为对称性多关节炎,以掌指关节及近端指间关节为主,多不累及骶髂关节,类风湿因子阳性。无结膜炎、尿道炎和皮肤损害。

2. 强直性脊柱炎:其眼部病变和 X 线检查与 RS 慢性脊柱病变相似,但 RS 关节炎为单侧或不对称性,有自限性,且伴有尿道炎、溢脓性皮肤角化症等。

3. 银屑病关节炎：无尿道炎和痢疾史。易与 RS 的溢脓性皮肤角化症相混淆，如出现 RS 的特征性三联征表现，容易区别，否则鉴别困难，需综合分析。

4. 淋病性关节炎：由淋球菌感染所致，尿道分泌物常培养出淋球菌，有包皮炎及尿道口红肿表现，青霉素治疗有效。

5. 白塞病：多见于女性，一般无尿道炎，无皮肤溢脓性角化症，关节炎症状轻微，常见会阴部及口腔溃疡，针刺反应阳性。

【治疗】

（一）药物治疗

1. 抗生素：根据病原体的不同，选择敏感抗生素。所有急性沙眼衣原体感染者以及其配偶，应该接受标准的抗衣原体感染治疗。

2. 非甾体抗炎药为反应性关节炎的首选药物，对关节炎和附着端炎具有消炎止痛作用。

3. 改善病情抗风湿药：柳氮磺吡啶对急慢性 ReA 均有效。慢性严重病例还可选择甲氨蝶呤、硫唑嘌呤等，剂量同 RA 的治疗。

4. 糖皮质激素：单关节或附着端严重炎症时，可用糖皮质激素局部注射或关节腔注射。严重眼部病变可用激素滴眼液。严重病例者，还可考虑全身给药。

（二）支持治疗

急性期卧床休息，补充能量、维生素及蛋白质。

（三）其他

如局部理疗等。

【预后】

多数 ReA 具有自限性，一般 3～6 个月症状消退。少数反复发作的患者，出现关节畸形、失明。

（于　飞　胡绍先）

二十九、肠病性关节炎

肠病性关节炎(enteropathic arthritis)是指不明原因的炎性肠病或某些肠道感染性疾病引起的关节炎。包括炎性肠病关节炎、肠道感染后反应性关节炎、Whipple 病、小肠旁路关节炎等。

炎性肠病关节炎

炎性肠病关节炎是指原因不明的炎性肠病(inflammatory bowel disease,IBD),即溃疡性结肠炎与克罗恩病引起的关节炎。除有胃肠道症状外,还有关节炎、皮肤黏膜病变及炎症性眼病等表现。任何年龄均可发病,以青壮年为多,发病率为 IBD 的 10%~20%。男女发病无差异。

【病因】

病因不明,可能与感染、免疫学异常及遗传等因素有关。

【病理】

可见滑膜细胞及血管增生,淋巴细胞、浆细胞浸润等非特异性炎性改变。

【诊断】

(一)临床表现

1. 关节病变:周围关节炎多数于炎性肠病后起病,为急性单关节炎,少数表现为游走性关节肿痛,为非对称性。以膝、踝等大关节受累为主,其次为肘、腕或指关节等,与肠道病变严重程度相关,不遗留畸形。4%~7% 的 IBD 患者伴发强直性脊柱炎或骶髂关节炎,常先于肠病,与肠道病变程度无一定关联。

2. 肠病表现:腹痛、腹泻、便血,可出现肠梗阻、肠穿孔及腹部包块等。

3. 其他:有发热、贫血、结节性红斑、口腔黏膜溃疡、虹膜睫状体炎及血管炎等。

(二)实验室检查

1. 血常规:贫血,急性期白细胞增多。

2. 血沉增快，类风湿因子阴性，抗核抗体阴性。

3. 50%～70% 伴发强直性脊柱炎的患者 HLA-B27 阳性。

4. 滑液检查：白细胞计数多为(5～7)×10^9/L，以中性粒细胞为主，滑液细菌培养为阴性。

（三）X 线检查

轻度骨质疏松，偶尔出现骨膜反应。骶髂关节炎表现同强直性脊柱炎。

（四）鉴别诊断

1. 类风湿关节炎：为多发性对称性关节炎，好发于手足小关节，可出现关节强直和畸形。类风湿因子阳性。X 线检查示关节间隙变窄、关节面破坏及畸形等。无肠病表现，不累及骶髂关节。

2. 强直性脊柱炎：炎性肠病伴发的强直性脊柱炎或骶髂关节炎，与特发性强直性脊柱炎仅从 X 线及实验室检查难以鉴别，应结合临床全面分析，特发性者起病年龄更小。

3. 银屑病关节炎：多数起病缓慢，上肢关节受累多，如远端指间关节，伴有银屑病皮损及指甲损害。X 线检查示关节面侵蚀，骨质破坏，甚至铅笔头样或铅笔帽样改变。

【治疗】

（一）药物治疗

1. 柳氮磺吡啶：剂量逐渐增至 3～4g/d，分 3～4 次口服。

2. 糖皮质激素：泼尼松，30～40mg/d，症状控制后逐渐减量，为减少复发及不良反应，可加用免疫抑制剂。

3. TNF 拮抗剂：研究显示，英夫利昔单抗可使 60% 克罗恩病患者的胃肠道症状缓解。

4. 硫唑嘌呤：1.0mg/（kg · d），用于维持缓解治疗，注意骨髓抑制及肝功能损害等。

5. 非甾体抗炎药(NSAIDs)：对关节炎具有消炎止痛作用，不宜久用。

6. 其他：如甲硝唑(灭滴灵)、左旋咪唑等。

（二）手术治疗

对药物治疗无效病例，采用病变肠段切除，关节炎可缓解。

（三）对症及支持治疗

加强营养，予以高蛋白、低脂、无渣饮食，纠正电解质紊乱，改善贫血，进行关节功能锻炼等。

肠道感染后反应性关节炎

肠道感染后反应性关节炎（reactive arthritis after infections enteritis）是指发生于某些肠道感染后的关节炎，并非细菌直接感染关节，而是由感染后的免疫反应引发。

【病因】

与肠道感染的致病菌有密切关系，与肠道感染程度无关。常见的致病菌有福氏痢疾杆菌、沙门菌、空肠幽门螺杆菌、小肠结肠耶尔森菌及衣原体等。与遗传因素有关，50%～80%的患者HLA-B27为阳性。

【病理】

为非特异性慢性滑膜炎。

【诊断】

（一）临床表现

1. 关节炎发生在肠道感染后1～4周，多累及膝、踝关节，其次为髋、骶髂、脊柱、腕及指（趾）等关节。一般不对称，为游走性多关节炎，关节及其周围软组织红、肿、热、痛，常合并腱鞘炎或筋膜炎。呈自限性，通常数周内消失，少数病例持续数月至数年。

2. 肠道感染症状，呈典型的菌痢或肠炎表现，也可是隐性肠道感染。

3. 发热，少数患者并发心脏炎、胸膜炎或结节性红斑等。如出现关节炎、尿道炎、结膜炎三联征者，即为Reiter综合征。

（二）实验室检查

1. 血沉增快，类风湿因子阴性，HLA-B27可阳性。

2. 滑液细菌培养为阴性。滑液呈黄色，微混，黏蛋白试验阳性，白细胞稍多。

（三）X线检查

无特征性改变，正常或骨质疏松。

（四）鉴别诊断

同 Reiter 综合征。

【治疗】

1. 抗生素：对发热及新发生的肠道感染患者，应予抗感染治疗，如喹诺酮类、第二或第三代头孢菌素、氯霉素、磺胺等，剂量要足，疗程要相应延长。

2. 关节疼痛明显的患者，予以非甾体抗炎药。必要时行关节腔内注射曲安西龙（去炎松）等。

3. 对症及支持治疗：急性期卧床休息，调整饮食，应给予高热量、高营养、易消化的饮食，给予足量维生素 C。

Whipple 病

Whipple 病（Whipple's disease）又称肠道脂代谢障碍症，是一种少见的慢性多系统疾病。临床以脂肪泻、关节炎、全身淋巴结肿大为主要表现，侵犯心、肺、浆膜腔、脑等器官。本病可发生于任何年龄，以 35～50 岁的男性多见，男女之比为（4～5）：1。

【病因】

病因不明。可能与细菌感染及免疫缺陷有关。

【病理】

肠道主要累及十二指肠和近端空肠，肠壁增厚、水肿，绒毛明显增宽、肿大，绒毛固有层有大量巨噬细胞浸润，细胞内外可见棒状杆菌，白细胞聚集。

滑膜活检示非特异性改变，可见含有 PAS 阳性颗粒的巨噬细胞。

【诊断】

（一）临床表现

1. 胃肠道症状：腹泻最常见，每天 5～10 次水样便或含有泡沫的脂肪泻，伴腹胀、腹痛和压痛。伴有厌食、体重减轻和多种营养缺乏。

2. 关节炎：先于胃肠道症状，累及膝、踝关节，也可累及手指小关节、肩、腕等关节，少数伴骶髂关节炎或强直性脊柱炎，呈游走性多关节炎，关节红、肿、热、痛，数日或数周减轻，反复发作，但不残留畸形。

3. 发热，多为低热和间歇热，偶有稽留热或弛张热。

4. 全身淋巴结肿大，浅表淋巴结多为中度肿大，质硬，无压痛，可活动。

5. 可侵犯肺、心、中枢神经系统等，出现慢性咳嗽、心前区疼痛、呼吸困难、头痛、共济失调、性格及视力改变等。此外，可出现多浆膜炎、贫血、皮肤色素沉着。

（二）实验室检查

1. 90% 患者有贫血，白细胞总数增高，血小板增高。可出现电解质紊乱，低钾、低钙、低镁。

2. 血沉增快，类风湿因子阴性，抗核抗体阴性。

3. 滑液白细胞$(0.45 \sim 28) \times 10^9/L$，以中性粒细胞为主。

（三）X 线检查

关节多为正常。

（四）淋巴结和小肠黏膜组织活检加作过碘酸染色（PAS）

查到 PAS 阳性巨噬细胞包涵体或棒状小体即可确诊。

【治疗】

1. 抗生素：青霉素（penicillin）80 万 U/次，肌内注射，每日 2 次；链霉素（streptomycin）1.0g/d，肌内注射，每日 1 次，连续 12～14 天，后改为四环素类药物口服维持治疗数月，共 10～12 个月。其他可选用氯霉素、阿莫西林和 SMZ 等。

2. 非甾体抗炎药用于治疗关节疼痛。

3. 对症治疗其他并发症。

4. 支持治疗：低脂高蛋白饮食，补充维生素。

小肠旁路关节炎

小肠旁路关节炎（arthritis associated with intestinal bypass）是指空-结肠吻合术或空-回肠吻合术等肠道短路后引起的关节炎。

【病因和发病机制】

细菌在淤滞的盲袢内过度增长，细菌性致病抗原吸收入血后，刺激免疫反应，免疫复合物沉积于滑膜、血管内膜及表皮与真皮结合部等靶组织，出现相应表现。常见的菌群有兼性大肠杆菌、产气杆菌、粪链球菌等。

【诊断】

（一）临床表现

1. 消化系统：腹胀、腹痛、腹泻恶臭泡沫状粪便。

2. 关节炎：出现于手术后2周～6个月内，为对称性多关节炎，累及膝、踝、掌指、近端指间关节、腕、肩、颈椎关节，呈关节痛及压痛表现，常伴肌腱炎，反复发作，每次发作持续数日至数月，缓解后无畸形和功能障碍。

3. 60%～80%的患者有皮疹，如斑丘疹、荨麻疹、结节性红斑等。

4. 严重者可出现寒战、发热等中毒症状，还可出现肾小球肾炎、视网膜血管炎、表浅血栓性静脉炎、雷诺现象及浆膜炎等。

（二）实验室检查

1. 贫血，血沉增快。

2. 类风湿因子阴性，抗核抗体阴性。血清循环免疫复合物增高。

3. 滑液白细胞增多，细菌培养阴性。

（三）X线检查

正常或有轻度脱钙及骨皮质侵蚀。

【治疗】

1. 抗生素：选用四环素、克林霉素、甲硝唑（灭滴灵）口服。发热患者可静脉注射广谱抗生素。

2. 非甾体抗炎药，用于缓解关节痛。

3. 补液及大量维生素，治疗并发症。

4. 手术治疗：行闭合改道术，关节症状可缓解。

（于　飞　胡绍先）

三十、银屑病关节炎

银屑病关节炎(psoriatic arthritis,PA)是某些银屑病患者伴发的一种慢性、炎症性关节炎,病变累及皮肤、关节、指(趾)甲及眼等组织。发病率约占银屑病患者的1%,发病年龄多在40岁左右,男女发病率大致相等。

【病因】

病因不明。可能与遗传、免疫异常、内分泌和代谢异常、感染等有关。

【病理】

早期滑膜充血、水肿、炎性细胞浸润,随后滑膜细胞增生、肥厚,形成绒毛,纤维组织增多,血管壁增厚,管腔狭窄,关节腔纤维化。

【诊断】

（一）临床表现

1. 多数起病缓慢。

2. 关节炎多出现在皮肤银屑病之后,少数在银屑病以前或与之同时出现,症状与银屑病皮损的活动程度一致。累及四肢大小关节、脊柱和骶髂关节,以远端指(趾)间关节受累较为常见,有关节肿痛、压痛、晨僵,晚期关节畸形、强直、活动障碍。

3. 皮肤损害为全身性,好发于头皮和四肢伸侧,尤其是肘、膝部位,为红色丘疹、斑块或小脓疱,上覆银白色鳞屑,去除鳞屑及其下面的薄膜,出现“点状出血现象”(Auspitz征)。

4. 指(趾)甲损害,甲面点状凹陷、纵峭、甲剥离等。

5. 发热、消瘦,部分患者伴炎性眼病、炎性肠病等。

（二）实验室检查

1. 血常规:轻度贫血。

2. 活动期血沉增快。类风湿因子阴性,IgG、IgA升高,循环免疫复合物阳性。

3. 50%~60%的患者HLA-B27阳性。

4. 10%~20%的患者血尿酸升高。

5. 滑液检查示白细胞数可达(1~15)×10^9/L,以中性粒细胞为主。

(三) X线检查

早期关节间隙可增宽,以后关节面侵蚀,关节间隙变窄;骨质破坏严重者,指(趾)骨末节远端可有骨质溶解,骨骼变细、变尖,形成铅笔头样或铅笔帽样改变;韧带骨赘,骨质疏松,关节融合、强直或半脱位等。

(四) 鉴别诊断

1. 类风湿关节炎:为对称性多发性关节炎,以掌指关节及近端指间关节受累为主,类风湿因子阳性。无银屑病样皮疹及指甲变化,不累及骶髂关节。

2. 强直性脊柱炎:好发于青年男性,大多数患者先出现骶髂关节炎,X线检查示脊柱呈竹节样改变,而银屑病脊柱炎为不对称性的脊柱旁骨化。

3. Reiter综合征:典型表现为关节炎、尿道炎和结膜炎三联征,可伴银屑病样皮疹,无指甲变化。

4. 骨关节炎:多见于老年人,常累及负重大关节,无发热、贫血等全身症状。血沉正常。X线检查示骨质增生,无骨质侵蚀。

【治疗】

(一) 药物治疗

1. 非甾体抗炎药(NSAIDs):可缓解关节肿痛症状。

2. 抗疟药:对银屑病关节炎有一定治疗作用,可引起视网膜病变,用药期间应定期检查眼底。

(1) 氯喹(chloroquine),0.25~0.5g/d。

(2) 羟氯喹(hydrxych loroquine),0.2~0.4g/d。

3. 改善病情抗风湿药:一般药物难以控制的严重病例可选择应用,对银屑病皮损及关节炎均有效,停药后易复发。可选用甲氨蝶呤、柳氮磺吡啶、硫唑嘌呤、环孢素等(具体用法见RA的治疗)。

4. 生物制剂:TNF 拮抗剂治疗银屑病关节炎的效果显著。用法参照强直性脊柱炎的治疗。

5. 视黄酸,商品名银屑灵(tigason),30mg/d,逐渐增至60～70mg/d,症状改善或6～8周后逐渐减至30mg/d维持。对银屑病皮损及关节炎均有效。孕妇及哺乳期妇女禁用。

6. 其他药物如雷公藤对银屑病皮损及关节炎均有效。

(二) 物理治疗

光化学疗法,也称补骨脂素长波紫外线疗法。口服8-甲氧补骨脂素(8-MOP)0.6mg/kg,2小时后照射长波紫外线,2～3次/周,总累积量不超过500～600J/cm^2。

(三) 手术治疗

严重关节畸形者可行关节成形术等。

(四) 其他

理疗,关节功能锻炼

【预后】

预后良好,约5%发生严重关节畸形。

(于 飞 胡绍先)

三十一、骨关节炎

骨关节炎(osteoarthritis,OA)是一种常见的慢性退行性关节炎,又称为骨关节病、退行性关节病或肥大性关节病,以关节软骨变性、骨赘形成和软骨下骨质囊性变为特点。本病好发于50岁以上的中、老年人,发病率随年龄而增加,女性多见,男女之比为1:2。

【病因】

发病是多因素相互作用的结果。

1. 原发性骨关节炎的病因不明,与年龄的增长、遗传、内分泌及代谢障碍有关。

2. 继发性骨关节炎继发于创伤、炎症、内分泌及代谢疾病和慢性关节炎等。

【病理】

早期关节软骨变性，表面粗糙，随后出现裂隙、剥脱，软骨下骨质暴露、增生、硬化，为象牙样变，关节边缘新骨形成骨赘，软骨下骨质内可见到大小不等的囊腔样改变。软骨碎片落入关节腔，形成游离体，引起滑膜炎、滑膜增生、纤维化和瘢痕。

【诊断】

（一）临床表现

1. 起病缓慢，无发热等全身症状。

2. 常见的受累部位是远端指间关节、近端指间关节、第1腕掌关节、膝、髋和第1跖趾关节、颈椎和腰椎。

3. 关节疼痛，早期多在关节活动较多时发生，休息后缓解；后期轻微活动或休息时也出现，有夜间痛。

4. 关节僵直，出现在早晨起床或关节久不活动时，一般为数分钟，极少超过30分钟，活动后缓解。

5. 关节肿大、畸形、压痛，活动时有摩擦音，关节活动受限。关节周围肌肉可萎缩。

6. 远端指间关节骨肥大，可出现Heberden结节。同样改变出现在近端指间关节，为Bouchard结节。

7. 脊柱骨关节炎出现局部疼痛、僵硬，神经根受压引起放射痛，椎动脉受压引起椎-基底动脉受压综合征。

（二）实验室检查

1. 血常规、血沉正常，类风湿因子、抗核抗体阴性。

2. 关节滑液检查，淡黄色，透明，黏蛋白凝集试验良好，白细胞轻至中度增高。可发现软骨碎片。

3. 继发性骨关节炎者有原发病的实验室改变。

（三）X线检查

早期正常。随着关节软骨消失，出现关节间隙不对称狭窄，关节面硬化，软骨下囊性变及关节边缘骨赘形成等。晚期关节脱位和畸形。

（四）特殊类型

1. 原发性全身性骨关节炎：多见于中年以后妇女，有家族性,3 个以上或几组关节受累,好发于远端指间关节、近端指间关节和第 1 腕掌关节,脊柱、膝、髋关节也可受累。常有发作性急性关节炎。晚期 X 线改变明显,但关节功能紊乱相对较轻。

2. 侵蚀性炎症性骨关节炎:多见于绝经后妇女,主要累及远端和近端指间关节,反复急性炎症发作,导致关节变形、活动障碍。X 线检查示骨侵蚀明显。

3. 弥漫性特发性骨质增生症:多见于 60 岁以上老年人,部分伴有糖尿病。弥漫性骨质增生以脊柱多见。X 线检查特征性改变为椎体前缘骨块形成和骨赘增生,4 个以上相邻椎体骨赘可连接成骨桥,小关节和椎间盘均不受累。

（五）鉴别诊断

1. 类风湿关节炎:常累及近端指间关节、掌指关节及腕关节,很少累及远端指间关节。为对称性多关节炎,明显晨僵,常有发热、贫血等全身症状,类风湿因子阳性,血沉增快。X 线检查示骨质疏松,关节间隙变窄,骨侵蚀关节半脱位、强直等。

2. 强直性脊柱炎:多见于青年男性,有骶髂关节炎,脊柱自下而上逐渐强直,活动受限。严重者 X 线检查示脊柱呈竹节样,骶髂关节强直。

（六）诊断标准(目前采用 ACR 1995 年修订的诊断标准)

1. 手 OA 分类标准(临床标准)

(1) 近 1 个月大多数时间有手关节疼痛、发酸、发僵。

(2) 10 个指间关节 * 中,有骨性膨大的关节≥2 个。

(3) 掌指关节肿胀≤2 个。

(4) 远端指间关节骨性膨大>2 个。

(5) 10 个指间关节中,畸形关节≥1 个。

满足(1)+(2)+(3)条或(1)+(2)+(3)+(5)条可诊断手 OA。

2. 膝 OA 分类标准

---

* 10 个指间关节为双侧第 2、3 远端及近端指间关节,双侧第 1 腕掌关节。

临床标准：

(1) 近1个月大多数时间有膝关节疼痛。

(2) 有骨摩擦音。

(3) 晨僵时间≤30分钟。

(4) 年龄≥38岁。

(5) 有骨性膨大。

满足(1)+(2)+(3)+(4)条，或(1)+(2)+(5)条或(1)+(4)+(5)条者可诊断膝OA。

临床+影像学+实验室标准：

(1) 近1个月大多数时间有膝关节疼痛。

(2) X线检查示骨赘形成。

(3) 关节液检查符合OA。

(4) 年龄≥40岁。

(5) 晨僵≤30分钟。

(6) 有骨摩擦音。

满足(1)+(2)条或(1)+(3)+(5)+(6)条或(1)+(4)+(5)+(6)条者可诊断膝OA。

3. 髋OA分类标准

临床标准：

(1) 近1个月大多数时间有髋痛。

(2) 内旋<15°。

(3) ESR<45mm/h。

(4) 屈曲<115°。

(5) 内旋>15°。

(6) 晨僵时间<60分钟。

(7) 年龄>50岁。

(8) 内旋时疼痛。

满足(1)+(2)+(3)条或(1)+(2)+(4)条或(1)+(5)+(6)+(7)+(8)条者可诊断髋OA。

临床+影像学+实验室标准：

(1) 近1个月大多数时间有髋痛。

(2) ESR≤20mm/h。

（3）X 线检查示骨赘形成。

（4）X 线检查示髋关节间隙狭窄。

（5）晨僵≤30 分钟。

满足(1)+(2)+(3)条或(1)+(2)+(4)条或(1)+(3)+(4)条者可诊断髋 OA。

【治疗】

1. 一般性治疗:对患者宣传教育,消除和避免致病因素,减轻关节负荷,如减肥、避免损伤、使用手杖和夹板、适当休息等。康复锻炼,应循序渐进由患者主动进行,对保持和改善关节的活动范围,增强关节周围肌肉的力量有利。

2. 物理治疗:如热疗、电疗、醋疗、针灸及按摩等。

3. 药物治疗。

（1）非甾体抗炎药:间歇用药,餐后服药;视患者身体状况及反应选择药物。

（2）糖皮质激素:个别用其他方法治疗无效,有急性关节炎表现者行关节内注射,能暂时缓解关节疼痛,但不宜过多应用。同一部位 2 次注射间隔至少 3 个月以上。不主张全身使用。

（3）慢作用缓解症状药和软骨保护剂

1）硫酸氨基葡萄糖(glucosamine sulfate):能刺激软骨细胞的蛋白聚糖合成,防止非甾体抗炎药和地塞米松引起的软骨损伤;还能抑制巨噬细胞产生过氧化物残基,抑制溶酶体活性。

2）双醋瑞因(安必丁):可显著改善骨关节炎及相关疾病引起的疼痛和关节功能障碍等症状。

3）透明质酸(hyaluronic acid,HA):关节腔注射,有保护关节软骨作用。

4）过氧化物歧化酶(superoxide dismutase,SOD):能清除损伤组织中过氧化物和氢氧根,减轻炎症反应。关节腔内注射,缓解骨关节炎症状。

4. 手术治疗:疼痛明显,关节功能丧失或关节畸形者,行关节清理术、关节成形术或人工关节置换术等。

【预后】

大多数原发性骨关节炎患者预后良好,极少数患者可导致畸形和活动障碍。

（于　飞　胡绍先）

三十二、风　湿　热

风湿热(rheumatic fever)是咽、喉部A族乙型溶血性链球菌感染后1～4周发生的全身结缔组织病变。主要侵犯心脏及关节，此病易反复发作并可发展为慢性心脏瓣膜病。常侵犯儿童、青少年，初次发作多在5～15岁，男女患病率大致相等。本病常在冬春季发病。1992年全国6省7地区调查发病率为6.57/10万。

【病因】

目前认为本病与A族乙型溶血性链球菌感染相关，发病的主要机制是机体对链球菌诱发的自身免疫反应。

遗传因素的作用也在深入探讨中。

【病理】

风湿热主要病理改变为以心脏为主的全身结缔组织的免疫炎症及具有特征性的风湿小体(Aschoff小体)。

【诊断】

（一）临床表现

1. 起病前1～4周常有咽炎、扁桃体炎等链球菌感染病史。
2. 发热：有不同程度发热，常伴多汗。
3. 关节炎：是最常见临床表现之一，以大关节为主，关节红、肿、热、痛，呈游走性，不会导致畸形，水杨酸盐制剂有效。
4. 心脏炎：心脏常受侵犯，表现为心肌炎、心内膜炎、心包炎或全心炎，患者心前区不适、疼痛、心悸等。常见体征有：①心动过速，与体温升高不成比例；②第一心音低钝，可呈胎心音或钟摆律，有时有舒张期奔马律；③心脏扩大，心尖搏动弥漫，心尖部出现2级收缩期、舒张期柔和杂音，各个心瓣膜受损害时可出现相应心脏杂音；④各种心律失常，如传导阻滞、期前收缩、心动过速等；⑤心包摩擦音，心包积液。

5. 舞蹈症(Sydenham 舞蹈病)：多见于 4～7 岁儿童，表现躯干和(或)肢体不自主运动，睡眠时可停止。

6. 环形红斑：见于 3%～5% 的患者。

7. 皮下小结：发生率为 1%～4%，多分布于肘、膝、腕、踝关节伸侧或枕骨区、胸腰椎棘突，质硬、无压痛、直径 0.1～1cm，持续数日至数月，常在有心脏炎患者中出现。

（二）实验室检查

1. 血常规：轻度贫血及白细胞计数轻度升高。

2. 血沉加快。

3. C 反应蛋白升高。

4. 抗链球菌溶血素 O 抗体>500U。

5. 咽拭子培养阳性。

6. 其他：蛋白电泳示白蛋白减少，α_2 球蛋白及 γ 球蛋白增高。总补体、补体 C3 活动期可下降。循环免疫复合物阳性。

（三）诊断标准

见表 4-7。

表 4-7　1992 年美国心血管病学会修订的 Jones 标准

主要表现	次要表现	支持新近链球菌感染证据
心脏炎	关节痛	咽拭子链球菌培养阳性
多关节炎	发热	快速链球菌抗原试验阳性
舞蹈病	血沉加快	增高或逐渐增高的链球菌抗体滴度
环形红斑	C 反应蛋白阳性	抗链球菌溶血素 O
皮下小结	心电图上 PR 间期延长	抗去氧核糖核酸酶 B
		抗透明质酸酶
		抗链球菌激酶

如有支持新近 A 族链球菌感染证据之一，符合 2 条主要表现或 1 条主要表现加 2 条次要表现，提示急性风湿热。

有下列 3 种情况者，可不必严格执行该诊断标准：①舞蹈病。②隐匿发病或缓慢发展心脏炎。③有风湿热病史或现患风湿性心脏病者，当再感染 A 族乙型溶血性链球菌时，有风湿热复发的高度危险。

（四）鉴别诊断

1. 类风湿关节炎：以对称性、多关节、小关节为主，晚期可关节畸形，X 线检查可有骨质疏松、关节面破坏、关节间隙变窄等改变，类风湿因子阳性，而风湿热以游走性、大关节炎为主，不发生畸形，常侵犯心脏，抗链球菌溶血素 O 抗体增高，水杨酸制剂疗效好。

2. 感染性心内膜炎：该病常在原有的心脏病基础上发生；进行性贫血；皮肤、黏膜瘀点、瘀斑；可有栓塞病灶；脾大、杵状指（趾）和血培养阳性可鉴别。

3. 链球菌感染后关节炎：该病无 Jones 标准的主要条件，水杨酸制剂疗效不如风湿热好，但用青霉素及小剂量肾上腺皮质激素后很快恢复，且不会反复发作。

【治疗】

（一）药物治疗

1. 青霉素 80 万 U，每日 2 次，连用 10～14 天，有心脏炎者每日 400 万～600 万 U 静脉滴注。

2. 水杨酸制剂：关节炎者首选阿司匹林 3～5g/d，分 3～4 次饭后服用，症状控制后剂量减半，总疗程 6～12 周。

3. 糖皮质激素：心脏炎者首选，泼尼松每日 40～60mg，2 周后递减，直至每日 10mg，维持 1～2 周，总疗程 8～12 周，停服前 2 周可加用阿司匹林以防止停用激素后出现反跳现象。

（二）对症治疗

1. 卧床休息至风湿活动控制，无心脏炎者 2～3 周，有心脏炎者 6 周以上。

2. 高热量饮食、足量蛋白质及维生素。

【预防】

1. 一级预防：防止上呼吸道感染，住房通风、防潮，加强体育锻炼，链球菌感染后注射苄星青霉素 60 万～120 万 U。

2. 二级预防：防止复发，儿童每3～4周注射苄星青霉素直至成人(18岁)，成人则至少采取上述措施5年。

(于　飞　胡绍先)

三十三、化脓性关节炎

化脓性关节炎(septic arthritis)是一种由化脓性细菌直接感染，引起关节破坏及功能丧失的关节炎，又称细菌性关节炎或败血症性关节炎。任何年龄均可发病，好发于儿童、年老体弱和慢性关节疾患者。男性居多，男女之比约(2～3)：1。

【病因】

50%以上的致病菌为金黄色葡萄球菌，其次为链球菌、肺炎双球菌、大肠杆菌、流感嗜血杆菌、厌气杆菌等。感染途径以血源性感染最多见，另外细菌可由关节腔穿刺、手术、损伤或关节邻近组织的感染直接进入关节。

【病理】

根据细菌毒力，机体防御能力及感染的时限，有下述3种不同时期的改变。

1. 浆液渗出期：滑膜肿胀、充血，浆液渗出，白细胞浸润。此期软骨尚未破坏，如及时有效治疗，关节功能可完全复原。

2. 浆液纤维蛋白渗出期：渗液增多、黏稠，大量脓细胞和纤维素覆盖于滑膜和软骨面。此期治疗后关节功能有不同程度受损。

3. 脓性渗出期：关节腔内有大量黄白色脓液，软骨细胞坏死，滑膜破坏，并侵犯骨质，大量肉芽组织形成，最后发生纤维性或骨性强直，脱位及畸形，关节周围蜂窝织炎。

【诊断】

(一) 临床表现

1. 90%为单关节炎，成人多为膝关节，儿童多为髋关节，其次为踝、肘、腕和肩关节，手足小关节罕见。

2. 关节红、肿、热、痛，压痛明显，活动受限。深部关节如髋关节感染时，局部肿胀、疼痛，但红、热不明显。

3. 多数患者起病急骤，有畏寒、发热、乏力、纳差等全身中毒症状。

4. 原发感染病的症状和体征，如肺炎、尿道炎、输卵管炎、痈等。

（二）实验室检查

1. 血常规：白细胞总数升高，中性粒细胞增多。

2. 血沉增快。

3. 血培养可阳性。

4. 关节滑液检查：是诊断的关键，宜尽早进行。①滑液为浆液性或脓性，白细胞总数常大于 50×10^9/L，甚至高达$(100\sim200)\times10^9$/L，中性粒细胞大于0.80。② 革兰染色可找到细菌。细菌培养阳性，如为阴性，应重做并行厌氧菌培养，同时做药敏试验。

5. 关节镜检查：直接观察关节腔结构，采取滑液或组织检查。

（三）X线检查

关节周围软组织肿胀影，骨质疏松，以后关节间隙变窄，骨质破坏，反应性骨质增生。晚期关节呈纤维性或骨性融合，死骨形成，关节脱位或半脱位。

（四）鉴别诊断

1. 类风湿关节炎：多侵犯四肢小关节，为对称性多发性关节炎，类风湿因子多阳性。

2. 风湿性关节炎：为游走性大关节炎，可伴有风湿热的其他表现，如心脏炎、皮下结节、环形红斑等，抗O增高，对水杨酸制剂疗效好，炎症消退后关节不留畸形。

3. 结核性关节炎：病程长，反复发作，滑液呈渗出性，为淡黄色，结核菌素试验呈强阳性，抗结核治疗有效。

【治疗】

1. 抗生素：应尽早足量、长期应用对致病菌敏感的抗生素。急性期需静脉给药，感染控制后，改为口服，至少用至体温下降、症状消失后 2 周。

2. 关节引流：可减少关节腔的压力和破坏，减轻毒血症反应。

(1) 关节穿刺引流，用生理盐水冲洗，每天 1 次。

(2) 关节切开引流术：若关节穿刺不能控制症状，或关节位置难做穿刺术，应及时切开引流。

(3) 关节镜灌洗术：创伤较手术切开引流术小，可最大限度反复灌洗关节腔。

3. 加强支持治疗，提高机体抵抗力。急性期休息，可应用夹板、石膏或牵引限制患肢活动。

【预后】

早期有效的抗生素治疗，关节功能可完全恢复。延误诊断，或治疗方案不妥，已出现软骨和骨损害，则关节功能有不同程度的损害。

（于　飞　胡绍先）

三十四、结核性关节炎

结核性关节炎(tubeculous arthritis)是由结核杆菌感染引起的关节炎。本病可见于任何年龄，儿童、年老体弱及营养不良者多见。

【发病机制】

原发病灶(如肺、胸膜等)中的结核杆菌通过血液循环、淋巴液或直接蔓延至骨、关节而致病。

【病理】

病理特点为由巨细胞和上皮细胞形成的结核结节和干酪样坏死。

【诊断】

(一) 临床表现

1. 慢性起病，有低热、乏力、食欲缺乏、体重减轻等全身症状。

2. 常侵犯脊柱、髋、膝关节,多为单关节炎。关节疼痛、肿胀,晚期关节功能障碍,畸形和强直。脊柱结核常累及腰椎、胸椎,表现为腰痛、背痛、神经根痛,患椎周围肌肉痉挛,局部叩痛明显,脊柱活动受限和后凸畸形,可有寒性脓肿及窦道形成。病情严重者合并偏瘫。

3. 原发病灶的临床表现。

(二) 实验室检查

1. 血常规:淋巴细胞相对增多。血沉增快。

2. 结核菌素试验强阳性。

3. 滑液检查:混浊,中性粒细胞增多,蛋白质含量高。20% 患者滑液涂片抗酸染色可找到结核杆菌,结核杆菌培养 80% 为阳性。

4. 滑膜活检可发现结核结节和干酪样变。

(三) X 线检查

1. 脊柱结核:椎间隙变窄,骨质疏松,椎体破坏,病灶区内可有死骨,椎旁脓肿。

2. 四肢关节结核:早期正常或骨质疏松,晚期关节间隙变窄,骨质破坏,可见死骨、脱位、畸形、强直。

(四) 鉴别诊断

1. 强直性脊柱炎:常先出现骶髂关节炎,脊柱自下而上逐渐强直,活动受限,无寒性脓肿,X 线检查示脊柱呈竹节样改变。

2. 类风湿关节炎:多侵犯四肢小关节,为对称性多关节炎,晨僵明显,类风湿因子阳性,细菌学及病理学可予以鉴别。

3. 化脓性关节炎:起病急,关节红、肿、热、痛及压痛明显。主要通过细菌学及病理学检查予以鉴别。

【治疗】

(一) 药物治疗

抗结核治疗,采用下列药物三联治疗,疗程半年至 1 年。

1. 异烟肼,1 次口服 0.3g。

2. 利福平,1 次口服 0.45 ~0.6g。
3. 对氨基水杨酸,2g/次,每日 3 次。
4. 吡嗪酰胺,0.25 ~0.5g/次,每日 3 次。
5. 乙胺丁醇:0.25g/次,每日 3 次。
6. 链霉素,肌内注射,每日 0.75 ~1.0g。

（二）手术治疗

早期在有效抗结核治疗控制下,及时而彻底清除病灶坏死物,可缩短疗程,防止畸形。还可采用寒性脓肿穿刺和单纯滑膜切除术。

（三）加强营养

急性期关节制动,症状缓解后适当活动,尽量保持关节功能。

【预后】

早期及时治疗一般预后良好。

（于　飞　胡绍先）

三十五、莱　姆　病

莱姆病(Lyme disease)是一种地区性、全身性、慢性炎症性蜱媒螺旋体病。早期以皮肤慢性游走性红斑为特点,以后出现神经、心脏或关节病变。通常在夏季和早秋发病,可发生于任何年龄,男性略多于女性。

【病因】

由蜱传播的 Burgdorfer 疏螺旋体为病原体。

【病理】

1. 斑表皮全层血管周围和间质中有淋巴细胞、浆细胞或嗜酸粒细胞浸润,表皮及真皮乳头水肿。

2. 关节受累时的滑膜改变与类风湿关节炎相似。

【诊断】

（一）临床表现

1. 皮肤病变:常为首发症状,特征性表现为慢性游走性红斑，初起为红色斑疹或丘疹，逐渐扩大成环形损害。一般出现在蜱叮咬后 3～32 天，好发于躯干、大腿、腹股沟、腋下等处。

2. 神经系统病变：约见于 15% 的患者，与皮疹同时或消退后 1～6 周出现。表现为脑膜炎、脑神经炎、舞蹈症、小脑共济失调，出现脑膜刺激征、昏迷、面瘫或三叉神经痛等。

3. 心脏病变：见于 8% 左右的患者，常于皮损出现 3 周后发生房室传导阻滞、心肌炎、心包炎或全心炎等。

4. 关节病变：约见于 60% 的患者，多累及大关节，尤其是膝关节，反复发作肿胀、疼痛，10% 的患者转变为慢性关节炎。

5. 其他表现：发热、乏力、肌痛、恶心、呕吐、结膜炎、虹膜炎、淋巴结及肝脾大等。

（二）实验室检查

1. 血常规：白细胞总数正常，中性粒细胞可稍增多。

2. 血沉增快。类风湿因子阴性。循环免疫复合物（CIC）阳性。

3. 抗 Burgdorfer 疏螺旋体抗体（抗 BB 抗体）滴度≥1∶256。

（三）X 线检查

可见受累关节周围软组织肿胀影，少数患者有软骨和骨侵蚀表现。

（四）诊断标准

美国疾病控制中心提出，符合下列任何 1 条者均可诊断为莱姆病。

1. 在流行区，慢性游走性红斑（单个红斑的直径必须至少为 5cm，并应由医生检查确定）或抗 Burgdorfer 疏螺旋体抗体滴度≥1∶256，以及 1 个或 1 个以上器官系统受累。

2. 在非流行区，慢性游走性红斑及抗 Burgdorfer 疏螺旋体抗体滴度≥1∶256，或慢性游走性红斑及 1 个或 1 个以上器官系统受累，或抗体滴度≥1∶256 及 1 个或 1 个以上器官系统受累。

（五）鉴别诊断

1. 类风湿关节炎：多累及手足小关节，呈对称性多关节炎，晨僵明显，有骨侵蚀，关节畸形，类风湿因子阳性等。而莱姆病有地区性、季节性，早期出现慢性游走性红斑，关节炎持续时间一般少于6周,无晨僵,特异性抗体阳性及对抗生素治疗有效等可资鉴别。

2. 梅毒:梅毒血清试验阳性有助于与莱姆病的区别。

【治疗】

（一）抗生素

对莱姆病的各种病变均有效。

1. 四环素,250mg/次,每日4次,疗程10～20天。为早期病例的首选药物。孕妇、哺乳期妇女和儿童禁用。

2. 阿莫西林,500mg/次,每日3次,疗程14～21天。

3. 青霉素,静脉滴注,2000万U/次,每日1～2次,疗程14～21天。

4. 其他如多西环素、第3代头孢霉素等可选用。

（二）非甾体抗炎药

用于莱姆病关节炎的治疗,如吲哚美辛、芬必得等。

（三）糖皮质激素

适用于莱姆病脑膜炎或心脏炎患者。泼尼松,40～60mg/d,症状改善后逐渐减量至停药。

（四）其他

严重房室传导阻滞患者应积极对症处理,严重的关节炎可行滑膜切除。

【预后】

多数预后良好,少数严重病例预后差。

（于　飞　胡绍先）

三十六、痛　　风

痛风(gout)是由于嘌呤代谢紊乱和(或)因尿酸排泄不良导致血尿酸增加而引起组织损伤的一组疾病。病变常侵犯关节、肾等组织,发病年龄多在40岁以上,患病率随年龄而增加,男女之比为20∶1,多数女性患者为绝经后的妇女,常在春、秋季节发病。

【病因和发病机制】

痛风的直接原因是高尿酸血症,高尿酸血症分为原发性和继发性两类。

1. 原发性高尿酸血症和痛风的病因不明,与遗传因素有关,10%~20%的患者有家族史,由先天性嘌呤代谢紊乱引起。

2. 继发性高尿酸血症和痛风,常继发于其他遗传性代谢紊乱疾病、骨髓增生性疾病、慢性肾病和某些药物等。

3. 各种原因引起尿酸生成增多和(或)肾脏排出尿酸减少,使尿酸积累形成高尿酸血症,尿酸盐沉积在组织内引起组织损伤。

4. 常见诱因为暴食、酗酒、感染、外伤、手术和情绪激动等。

【诊断】

(一)临床表现

1. 无症状期:有高尿酸血症而无临床症状。高尿酸血症时间越长,浓度越高,出现痛风症状的机会越多。

2. 痛风性关节炎

(1) 急性痛风性关节炎起病急骤,多在午夜发作,剧痛而不能睡眠,初起为下肢单关节炎,半数首发于第1跖趾关节,常受累的还有足背、踝、足跟、膝、指、腕等关节,关节及其周围组织明显红、肿、热、痛,局部明显压痛,可出现关节积液。反复发作演变成多关节炎并进入慢性期。

(2) 慢性痛风性关节炎为多关节受累,关节肿大、僵硬、畸形和活动受限,仍可反复发作急性炎症。

3. 痛风结节:常见于耳轮和关节周围,呈大小不一的隆起赘生物,可向皮肤破溃,排出白色的尿酸盐结晶。

4. 肾病变

(1) 痛风性肾病:尿酸盐结晶引起的间质性肾炎。慢性经过,早期仅有间歇性蛋白尿和镜下血尿;随病情发展,出现腰痛、水肿、夜尿增多和高血压,持续性蛋白尿;可发展为肾衰竭,出现尿毒症。

（2）尿路结石：肾绞痛、血尿和尿路感染症状，可排出尿结石。

（3）急性肾衰竭：大量尿酸结晶从尿中析出，沉积于肾小管引起梗阻所致。表现为少尿、无尿，迅速出现氮质血症。

5. 少数有发热、头痛等全身症状。

（二）实验室检查

1. 血常规：急性期，白细胞总数和中性粒细胞增加，可有轻、中度贫血。

2. 血沉或 CPR 可增快，也可在正常范围。

3. 血尿酸浓度增高，男性>416μmol/L（1mg/L = 5.945μmol/L），绝经期前女性>357μmol/L，绝经期后女性血尿酸值逐渐接近男性。

4. 尿常规：特别是伴有尿路结石患者常见血尿、蛋白尿等。

5. 尿尿酸测定：大部分患者尿尿酸排出正常。嘱患者连续低嘌呤饮食 5 天，24 小时尿尿酸若大于 600mg/d 提示尿酸生成过多，小于 600mg/d 提示尿酸排泄减少。在正常饮食条件下，24 小时尿酸排泄量则以 800mg 为分界线。

6. 滑液检查：急性期抽取滑膜液，进行光学及偏振光显微镜检查，可见白细胞内外有双折光针状尿酸钠结晶。

7. 痛风结节检查：活检或穿刺抽吸其内容物，做特殊化学试验或显微镜检查，可查到尿酸钠结晶。

（三）影像学检查

急性期关节 X 线检查可见关节周围软组织肿胀；反复发作后，关节面不光滑，关节间隙变窄，可见痛风石沉积影，骨质呈穿凿样、虫蚀样缺损。目前国内外逐渐将双能 CT 检查作为鉴别痛风（尿酸钠盐）和焦磷酸盐结晶（钙盐）等疾病的手段。

（四）1977 年美国风湿病学会急性痛风性关节炎分类标准

1. 滑膜液中有特异性尿酸盐结晶。

2. 痛风石经化学方法或偏振光显微镜检查，证实含有尿酸盐结晶。

3. 具备下列 12 条临床、实验室和 X 线征象中的 6 条者：

(1) 1 次以上的急性关节炎发作。

(2) 炎症表现在 1 天内达到高峰。

(3) 单关节炎发作。

(4) 患病关节皮肤发红。

(5) 第 1 跖趾关节疼痛或肿胀。

(6) 单侧发作累及第 1 跖趾关节。

(7) 单侧发作累及跗骨关节。

(8) 有可疑的痛风石。

(9) 高尿酸血症。

(10) X 线显示关节非对称性肿胀。

(11) X 线显示无骨质侵蚀的骨皮质下囊肿。

(12) 关节炎症发作期间,滑膜液微生物培养阴性。

(五) 鉴别诊断

1. 类风湿关节炎:多见于中青年女性,为指(趾)近端小关节对称性多关节炎,类风湿因子阳性,血尿酸不高,X 线示骨质疏松,关节面粗糙,软骨下囊性破坏,关节间隙变窄、融合。

2. 银屑病性关节炎:多数患者关节炎发生在银屑病之后,关节症状与皮肤损害的程度平行,常累及远端指(趾)关节,半数以上患者指甲增厚、凹陷或嵴状隆起,X 线示关节间隙增宽,指骨末节骨端骨质侵蚀如刀削状。

3. 假性痛风:多见于老年人,常累及膝关节及其他大关节,血尿酸不高,关节滑液检查示焦磷酸钙结晶,X 线示软骨呈线状、点状钙化。

4. 化脓性关节炎:有畏寒、发热症状,可发现感染灶,常累及髋、膝等负重大关节,血尿酸不高,滑液检查有大量白细胞,无尿酸盐结晶,可检出致病菌。

5. 蜂窝织炎:局部软组织明显红、肿、热、痛,但关节痛不明显,有畏寒、发热,白细胞明显增高,血尿酸不高。

【治疗】

(一) 急性期的治疗

1. 秋水仙碱(colchicine),首次 1mg,然后 0.5mg/次,每小时 1 次,直至症状缓解,或发生胃肠道反应,或达最大量 6mg/d

为止;第 2 天 0.5mg/次,每日 2～3 次,维持数日后停药。注意白细胞减少、肝功能损害等不良反应,该药多在急性发病 24 小时内使用效果最佳。

2. 非甾体抗炎药

(1) 双氯芬酸(扶他林),25～50mg/次,3 次/日,具有轻度降尿酸作用。

(2) 依托考昔(安康信),60～120mg/d,用于痛风急性期治疗,连续使用不超过 7 天。

(3) 其他,如吲哚美辛(消炎痛)、芬必得、布洛芬、萘普生等均可选用。其他选择性 COX-2 抑制剂也可应用,考虑患者有无肾功能不全、高血凝状态,胃肠道耐受性及性价比等综合因素选择使用。

3. 糖皮质激素:当上述药物无效或不能耐受时采用,不宜长期用,疗程 2～3 天。泼尼松 5～10mg/次,每日 3 次。

目前有 IL-1β 拮抗剂等也正处在临床试验阶段,可用来控制痛风急性反复发作。

(二) 间歇期和慢性期的治疗

目的是使血尿酸控制在正常范围,预防痛风急性发作,减少并发症的发生。

1. 排尿酸药:适用于血尿酸水平高,肾功能尚好,24 小时尿酸排泄总量小于 600mg 的患者,应碱化尿液,多饮水。

(1) 丙磺舒,商品名丙磺舒,250mg/次,每日 2 次,2 周后增至 500mg/次,3 次/天。少数患者可有发热、皮疹、胃肠道反应及痛风急性发作等不良反应。

(2) 磺吡酮(苯磺唑酮),50mg/次,每日 2 次,逐渐增至 100mg/次,每日 3 次。适用于难治病例,与丙磺舒有协同疗效。消化性溃疡患者慎用。

(3) 苯溴马龙(商品名立加利仙),25mg/次,每日 1 次,逐渐增至 50～100mg/d。其降尿酸作用更强,具有毒性低、不影响肝肾功能的优点。

目前还有其他药物可促进尿酸排泄,如控制高血压药物氯沙坦 100mg,每日 1 次。

2. 抑制尿酸生成药：适用于尿酸生成过多，用排尿酸药无效或过敏，肾功能减退或有尿路结石者，与排尿酸药有协同作用，不良反应有发热、皮疹、胃肠道反应、肝功能和骨髓损害。首选别嘌呤醇，100mg/次，每日2～4次口服，最大剂量600mg/d。非布司他（非布索坦）是近年来研制的一种结构和别嘌呤醇完全不同的新型降尿酸药物，特异性抑制氧化型和还原型黄嘌呤氧化酶，具有更好的降尿酸效果和更少的不良反应，用法为40～80mg/d。

另外，尿酸酶是可将尿酸继续氧化分解成溶解度更高的尿囊素，可快速降低血尿酸水平，目前也在进行临床试验阶段。

（三）肾结石的治疗

1. 摄入大量液体，至少3L/d。

2. 碱化尿液，口服碳酸氢钠1～2g/次，每日3次。

（四）一般治疗

控制饮食，防止肥胖，避免进食高嘌呤饮食，忌酒。

（五）其他

理疗，外科手术摘除影响功能的痛风石，对严重关节畸形者行矫正术。继发性痛风患者应积极治疗原发病。

【预后】

多数预后良好，极少数晚期患者遗留关节畸形和肾损害。

（余毅恺　胡绍先）

三十七、假性痛风

假性痛风（pseudogout）是一种由于焦磷酸钙晶体沉积于关节软骨及其周围组织引起的以关节炎为主要表现的疾病，因症状类似痛风而得名。又称焦磷酸钙沉着病或软骨钙化症。多见于50岁以上老年人，发病率随年龄递增而增加，男女之比为1.4∶1。

【病因】

病因未明,可能与遗传、外伤和代谢障碍等因素有关。基本病因为焦磷酸钙沉积。

【诊断】

（一）临床表现

1. 关节病变:膝关节最多见,其次为髋、肩、肘、踝、腕和掌指关节,呈单关节炎或多关节炎,关节肿胀明显,但疼痛程度较痛风轻,可出现晨僵、屈曲挛缩。

2. 伴有其他疾病,出现相关的临床表现,如甲状旁腺功能亢进症、糖尿病、血色素沉积病等表现。

（二）实验室检查

1. 血液检查:急性期,白细胞增高,血沉加快。血尿酸正常,类风湿因子阴性。

2. 滑液检查:偏振光显微镜检查可见呈弱阳性双折射光的焦磷酸钙结晶。

（三）X 线检查

关节软骨、纤维软骨、肌腱、滑囊钙化,尤其是纤维软骨线状和点状钙化,常见于膝关节、腕关节、耻骨联合、脊柱的纤维环等处,可伴有骨赘形成等退行性关节炎表现。

（四）鉴别诊断

1. 痛风性关节炎:常由于嘌呤饮食和饮酒而诱发,多侵犯第 1 跖趾关节、足背、踝关节等,血尿酸增高,关节液中查到尿酸盐结晶。X 线检查示关节面呈穿凿样骨缺损。

2. 风湿性关节炎:多见于青少年,呈游走性大关节炎,炎症消退后关节病变和功能可以完全恢复。常伴有心脏炎、皮下结节、环形红斑等,抗 O 增高,对水杨酸制剂的疗效好。

【治疗】

1. 一般治疗:急性期卧床休息,抬高患肢,避免关节过度活动和外伤。

2. 非甾体抗炎药:关节炎急性发作时,可选用吲哚美辛、芬必得或双氯芬酸等对症治疗。

3. 糖皮质激素：急性发作期，行关节渗液抽吸后，予利美达松 2.5～5mg/次，关节腔内注射。

4. 手术治疗：关节严重破坏者，行人工关节置换术。

（叶　丛　胡绍先）

三十八、脂　膜　炎

原发于脂肪层的炎症称为脂膜炎（panniculitis）。

结节性脂膜炎

结节性脂膜炎（nodular panniculitis）是皮下脂肪层的急性或亚急性炎症的一种疾病。以反复发作皮下结节、发热、内脏损害为特征，又称回归性发热性非化脓性脂膜炎或 Weber-Christian 综合征。可发生于任何年龄，30～50 岁的女性多见。

【病因】

目前尚不清楚。可能与自身免疫反应、脂肪代谢障碍、药物、感染及理化因素有关。

【病理】

第一期为急性炎症期，脂肪细胞变性、坏死和炎性细胞浸润。

第二期为吞噬期，组织细胞吞噬大量脂质形成泡沫细胞和巨细胞，小血管和成纤维细胞增生，形成脂质肉芽肿。

第三期为纤维化期，脂肪组织萎缩、纤维化和钙盐沉着。

【诊断】

（一）临床表现

1. 皮下结节好发于四肢，以大腿多见，躯干和面部也可发生，结节成批反复出现，大小不等，表面皮肤正常、潮红或水肿，中等硬度，边界清楚，有明显疼痛和触痛。经数周或数月结节消退后，局部皮肤呈凹陷性萎缩和色素沉着。偶有少数结节坏死破溃，流出黄棕色油状液体，称为液化性脂膜炎。

2. 发热:先于结节或同时发生,呈弛张热型,持续 1 ~ 2 周后下降,伴乏力、食欲减退、肌肉和关节酸痛。

3. 内脏损害:可侵犯心、肺、肝、脾、肠道和骨髓等的脂肪组织,出现相应的症状和体征。

(二) 实验室检查

1. 血常规:白细胞总数增加或降低,轻度贫血。

2. 血沉增快。

3. 肝肾受损时,出现血尿、蛋白尿、肝肾功能异常;骨髓受累时,出现红细胞、白细胞、血小板减少。

4. 免疫球蛋白升高,补体降低,淋巴细胞转换率降低。

【鉴别诊断】

1. 结节性红斑:结节多分布于小腿伸侧面,对称分布,不破溃,3 ~ 4 周后自行消退,消退后局部皮肤无凹陷萎缩,全身症状较轻,无内脏损害。

2. 结节性多动脉炎:结节常沿血管排列,皮疹呈多形性,有多脏器损害症状。病理主要侵犯真皮深部与皮下交界处的中、小动脉,呈坏死性血管炎改变。

3. 硬红斑:结节位于小腿屈侧,呈暗红色,破溃后形成穿凿性溃疡,慢性经过,病理为结核性肉芽肿改变。

4. 皮下脂质肉芽肿病:好发于儿童,结节消退后无皮肤萎缩及凹陷,无发热等全身症状。

5. 胰腺炎或胰腺癌发生的皮下结节性脂肪坏死症:结节好发于小腿伸侧,质软,有波动感,急性期伴胰腺疾病症状,血嗜酸粒细胞增多,病理检查示脂肪坏死更严重,可见影样脂肪细胞。

【治疗】

1. 去除体内感染病灶,停用可能致敏的药物。发作期应卧床休息。

2. 糖皮质激素:急性期可用泼尼松,口服,40 ~ 60mg/次,每日 1 次,病情控制后,逐渐减量。

3. 非甾体抗炎药:具有解热镇痛作用。

4. 免疫抑制剂、纤维蛋白溶解药有一定疗效。

5. 皮损炎症明显,可选用 10% 鱼石脂软膏或莫匹罗星(百多邦)软膏外擦。

【预后】

内脏受损者预后差。死亡原因为感染、循环衰竭、肾衰竭等。

皮下脂质肉芽肿病

皮下脂质肉芽肿病是一种特异性的局限性脂膜炎,又称 Rothmann-Makai 综合征,临床罕见。见于儿童和中年肥胖女性。

【病因】

可能与外伤或血管的损伤有关。

【病理】

主要为脂肪小叶炎症。脂肪细胞变性坏死,炎症细胞浸润,脂质肉芽肿形成,晚期发生纤维化,钙盐沉着。

【诊断】

(一)临床表现

1. 皮下结节好发于四肢、躯干,以大腿伸侧更常见。散在分布,数目、大小不等,表面皮肤正常或淡红色,自觉疼痛,有轻压痛,数月或1年后逐渐消退,无皮肤萎缩与凹陷。

2. 无发热等全身症状。

(二)鉴别诊断

结节性脂膜炎:愈合后皮肤呈萎缩性凹陷,伴内脏损害和发热等全身症状。另外需与硬红斑等鉴别,见结节性脂膜炎鉴别诊断。

【治疗】

急性发作时治疗方案参照结节性脂膜炎。

【预后】

有自愈倾向,预后良好。

结节性脂肪坏死

结节性脂肪坏死(nodular fat necrosis)是一种合并胰腺疾患的脂肪坏死性炎症,病变侵犯皮下脂肪、胰腺周围、大网膜和腹膜的脂肪组织,导致内脏脂肪坏死,又称胰腺炎性皮下结节性脂肪坏死。

【病因】

与胰腺疾患有关。可能由于血中胰蛋白酶分泌增多，α-胰蛋白酶抑制剂水平低，脂酶作用致脂肪坏死。

【病理】

皮下脂肪组织灶性坏死和颗粒状钙盐沉着，炎性细胞浸润，可见无核的影样脂肪细胞。

【诊断】

（一）临床表现

1. 皮下结节好发于小腿伸侧，1～3cm 大小，轻度隆起皮面，表皮潮红、水肿，痛或不痛，质软，似有波动感，2～3 周后逐渐消退，局部皮肤无萎缩和凹陷。

2. 胰腺疾病表现：腹痛、腹胀、恶心、呕吐及黄疸等。

3. 其他：发热、乏力、关节疼痛。

（二）实验室检查

1. 血常规：嗜酸粒细胞增多。

2. 血沉增快。

3. 血、尿淀粉酶增高。

（三）鉴别诊断

参见“结节性脂膜炎”。

【治疗】

1. 治疗原发胰腺疾患，如急性胰腺炎、慢性胰腺炎、胰腺癌、胰腺结石、外伤等。

2. 对症治疗。

【预后】

视胰腺疾病轻重而定。

类固醇激素后脂膜炎

类固醇激素后脂膜炎（post-steroid panniculitis）是应用大量糖皮质激素后，突然停用或减量出现的脂膜炎。累及皮下脂肪组织，不累及内脏器官。多见于儿童。

【病因】

可能与糖皮质激素突然停用或减量，引起脂肪代谢障碍有关。

【病理】

皮下脂肪小叶有炎性细胞浸润，脂肪细胞变性，细胞内见针状结晶。脂肪小叶间隔无病变。

【诊断】

（一）临床表现

1. 常见于患风湿热、肾病或白血病的儿童，长期大量应用糖皮质激素突然减量或停用 1 ~ 13 天内发生。

2. 皮下结节好发于颈部、下颌、上臂、躯干和臀部脂肪积聚部位，大小不等，有触痛，表面皮肤正常或充血，经数周或数月结节可自然消退而无凹陷。激素加量或再用，结节也可消退。

3. 无全身症状。

（二）鉴别诊断

同“结节性脂膜炎”。

【治疗】

无需特殊治疗。

【预后】

尚可。

寒冷性脂膜炎

寒冷性脂膜炎（cold panniculitis）是一种由寒冷直接损伤皮下脂肪组织引起的脂膜炎症。多发于寒冷季节。常见于婴幼儿，也可发生于老年人。

【病因】

可能与皮下脂肪组织内饱和脂肪酸含量增多、脂肪熔点增高有关。

【病理】

脂肪小叶内炎性细胞浸润，一些脂肪细胞破裂融合成为囊状结构。

【诊断】

（一）临床表现

1. 起病前有明显受冻史。

2. 皮下结节或斑块多位于面部、四肢暴露部位，表面皮肤呈青红色或紫红色，边界清楚，局部皮温较低，自觉疼痛或触痛，数周后变软并逐渐消退，消退后无皮肤凹陷。

（二）鉴别诊断

同"结节性脂膜炎"。

【治疗】

1. 保暖，避免受冷。

2. 补充热量和丰富的维生素。

3. 清除感染灶，用广谱抗生素。

【预后】

良好。

（叶　丛　胡绍先）

三十九、淀粉样变

淀粉样变（amyloidosis）是由于淀粉样蛋白沉积于组织或器官，引起所沉积的组织或器官损害的一种临床综合征。病变累及肾、心脏、胃肠、神经、皮肤、骨和关节等多个系统。原发性淀粉样变多发生于中、老年人，好发年龄多在 55～60 岁，男女发病率相等。

【病因】

1. 原发性淀粉样变的病因尚不明确。

2. 继发性淀粉样变可继发于自身免疫病、感染性疾病、肿瘤、遗传性疾病和代谢异常等。

【发病机制及病理生理】

淀粉样蛋白生成增多，通过毛细血管壁时，一部分沉积于血管壁，其余弥散到组织间隙沉积于细胞间，逐渐蓄积引起组织增生、肥大、萎缩，造成组织损伤和器官功能障碍。

【诊断】

（一）临床表现

1. 淀粉样心肌病变：心慌、胸闷、胸痛、心脏扩大、心室壁肥厚、心衰等表现，心电图可出现肢体导联低电压，各种心律失常，ST-T 改变及病理性 Q 波等表现。

2. 淀粉样肾病：肾是淀粉样物质最常侵犯的部位之一。可出现蛋白尿、血尿、水肿、高血压、肾静脉栓塞、急慢性肾功能不全等表现。

3. 呼吸系统淀粉样变：可有呼吸道出血、呼吸困难、肺内结节等。

4. 消化系统淀粉样变：出现巨舌、齿龈增厚，语言不清，甚至影响进食和吞咽。还可出现胃肠道功能紊乱、梗阻、呕血、便血、肝大等。

5. 神经系统淀粉样变：可出现感觉障碍，肢体运动障碍，腕管综合征等表现。

6. 皮肤淀粉样变：皮肤出现肿胀、变厚、紫癜、紫红色结节或丘疹等改变，主要见于面部和躯干部。

7. 关节淀粉样变：多见于原发性及多发性骨髓瘤伴发的淀粉样变患者。常累及肩、腕、膝等关节，为非炎症性关节，表现为关节肿痛、晨僵、活动障碍及皮下结节等，部分患者出现腕管综合征和（或）“肩垫征”。

8. 淀粉样变还可导致内分泌系统损害，引起肾上腺、甲状腺及性功能减退。

（二）实验室检查

1. 血沉增快：50% 患者蛋白电泳呈单克隆蛋白增多。

2. 骨髓细胞学检查：可表现为浆细胞增生。

3. 病理学检查：是确诊淀粉样变的依据。可采取腹部皮下脂肪组织抽吸，或直肠黏膜、皮肤、骨髓组织活检，经刚果红染色后在偏正光显微镜下观察，可见特异的苹果绿双折光。

（三）特殊检查

B 超、X 线、CT、ECT 等影像学技术，能及时发现肿大的脏器，了解骨关节病变的程度。

【治疗】

目前尚缺乏特效疗法。

（一）药物治疗

1. 小剂量糖皮质激素[泼尼松 0.8mg/(kg · d)]加美法仑[melphalam，0.15mg/(kg · d)]，连用 7 天，间歇 5 周，即 6 周为 1 个疗程，共治疗 24～36 个月。可使部分患者缓解。

2. 秋水仙碱，0.5～1mg/次，每日 2 次。

3. 其他药物：苯丁酸氮芥、二甲基亚砜对部分患者有效。

（二）对症及支持治疗

治疗原发病。心衰患者予抗心衰治疗；肾病综合征和肾衰竭患者予利尿剂，适当补充白蛋白等治疗。

（三）替代治疗和手术治疗

对严重肾、肝等内脏损害者，可行透析或脏器移植等替代治疗。对局部淀粉样变，可行局部病灶切除。

【预后】

预后较差。主要死亡原因是肾衰竭和心脏病变。

（叶　丛　胡绍先）

四十、结节性红斑

结节性红斑(erythema nodosum，EN)是真皮血管和脂肪组织的一种反应性炎性疾病。好发于春、秋季，以 20～40 岁青年女性多见。

【病因】

可能与感染(如链球菌、结核菌等)、药物、恶性肿瘤及自身免疫病有关。

【病理】

皮下脂肪小叶纤维间隔水肿，炎性细胞浸润，纤维间隔中的小血管及中等大小静脉管壁有炎性浸润和内膜增生。

【诊断】

（一）临床表现

1. 多于劳累后发病，发热、乏力、食欲减退、关节肿痛及肌肉痛等。

2. 皮下结节好发于下肢，以小腿伸侧多见，常对称、散在分布，数目、大小不等，略高出皮面，呈鲜红或暗红色，中等硬度，周围皮肤水肿，表面热，自觉疼痛及压痛。结节不破溃，消退后不留萎缩瘢痕，可遗留暂时性色素沉着。

（二）实验室检查

目的为寻找和确定病因。行血常规、血沉、抗 O、咽试培养、胸部 X 线、OT 试验等检查。

（三）鉴别诊断

见结节性脂膜炎及皮下脂质肉芽肿病。

【治疗】

1. 活动期卧床休息，抬高患肢。

2. 寻找病因，去除病灶。有明显感染者，用抗生素治疗；结核患者，行抗结核治疗。

3. 关节疼痛明显者，予非甾体抗炎药治疗。

4. 皮损广、疼痛剧烈者，可用糖皮质激素，如泼尼松 30～40mg/d。

【预后】

有自限性，一般 4～8 周，可反复发作。

（叶　丛　胡绍先）

四十一、Sweet 综合征

Sweet 综合征（Sweet syndrome）又称急性发热性嗜中性皮病（acute febride neutrophilic dermatosis, AFND），是一种原因不明，以发热、面颈及四肢有隆起的疼痛性红色斑块，外周血中性粒细胞增多为特征的疾病。好发于夏、秋季节，以中年以上女性多见，男女之比为 1∶5。

【病因】

可能与感染、免疫反应、恶性肿瘤、日晒等有关。

【病理】

主要为真皮乳头水肿,有时可形成大疱,真皮层毛细血管扩张,内皮细胞肿胀,血管和汗腺周围有以中性粒细胞为主的密集浸润,常见核固缩和核碎裂。

【诊断】

(一)临床表现

1. 起病急,85%~90%的患者有发热,多为弛张热。

2. 皮损好发于面、颈和四肢,躯干少见,两侧分布,但不对称。为散在的暗红色或棕红色斑块或结节,逐渐扩大、增多,界线清楚,边缘隆起,表面光滑或粗颗粒状,可见针尖大小的水疱或脓疱,不破溃,中等硬度,自觉疼痛和有触痛。有的斑块向外扩展呈环形损害,有鳞屑和暂时性色素沉着。

3. 皮损1~2个月后可自行消退,局部不留瘢痕及萎缩,但反复发作。

4. 部分患者伴关节痛或关节炎,多呈游走性大关节疼痛,在皮损发生前后或与皮损同时发生。

5. 部分患者可出现肾损害、结膜炎、口腔溃疡、肌痛等表现。有报告约10%的患者合并白血病和其他内脏恶性肿瘤。

(二)实验室检查

1. 血常规:白细胞总数正常或增高,中性粒细胞增高。

2. 血沉增快,免疫球蛋白、补体、类风湿因子、抗核抗体、抗O正常。

3. 肾受累者,可出现蛋白尿、血尿、颗粒管型等。

4. 针刺试验阳性率为80%。

5. 皮损病理检查:真皮乳头水肿,毛细血管扩张,有明显的中性粒细胞浸润。

(三)鉴别诊断

1. 多形性红斑:多见于青年女性,多形性皮疹,以靶形和虹膜样红斑为特征,组织学为真皮上部水肿,血管周围以淋巴细胞浸润为主。

2. 持久性隆起性红斑：呈慢性病程，红斑通常不痛，可持续多年，无发热。

3. 皮肤变应性结节性血管炎：发展缓慢，无内脏损害，为下肢结节性皮损，常沿静脉分布，有疼痛和触痛。

【治疗】

（一）药物治疗

1. 糖皮质激素：泼尼松，30mg/d，病情控制后，逐渐减量至停药。

2. 氨苯砜，50～100mg/次，每日2次，一般5～7天后病情明显缓解，再巩固治疗2周。

3. 其他可选用秋水仙碱、雷公藤、非甾体抗炎药、碘化钾及中药等。

（二）其他

去除各种诱因，积极治疗伴发疾病

【预后】

一般预后良好。

（叶　丛　胡绍先）

四十二、红斑肢痛病

红斑肢痛病（erythromelalgia）是一种少见的阵发性肢端血管扩张性疾病，以双足皮肤阵发性潮红、灼热、疼痛、皮温增高为特征。男女均可发病，40岁以上者多见。

【病因】

分为原发性和继发性两种类型。前者病因尚不清楚，不伴全身性疾病和实验室异常。后者常伴发真性红细胞增多症、血小板增多症、周围神经炎、系统性红斑狼疮、类风湿关节炎、高血压及糖尿病等疾病。

【诊断】

（一）临床表现

症状常发生于手足，以双足最为多见。多在夜间由于足部温暖而诱发，足底、足趾或手部潮红、肿胀、灼热和疼痛感，局部皮温升高，脉搏有力，持续数分钟或数小时。将患处冷却或抬高患肢，疼痛减轻或缓解。

（二）实验室检查

1. 皮肤临界温度试验：将足或手浸泡在 32～36℃水内，若有症状出现或症状加重即为阳性。

2. 继发性者有相应的实验室检查结果。

（三）鉴别诊断

1. 雷诺病：多见于中青年女性，好发于手指，足趾较少累及，以指端阵发性苍白、发绀、潮红后正常为特征，遇冷和情绪激动时加重。

2. 肢端青紫症：多见于青年女性，为四肢末端弥漫性、持续性青紫色，局部温度低，遇冷发作或加重，遇热可减轻。

3. 血栓闭塞性脉管炎：多见于青壮年男性，好发于一侧下肢，足背动脉减弱或消失。

【治疗】

（一）一般治疗

避免过暖，发作时局部用冰块、冷水湿敷可缓解症状。

（二）药物治疗

1. 非甾体抗炎药：可使症状减轻或缓解。

2. 二甲麦角新碱系 5-羟色胺拮抗剂，2mg/次，每日 3 次；逐渐减量至 2mg/d，至病情完全缓解。此药可导致腹膜后纤维化，不能连续服用。

3. 其他可选用麻黄碱、肾上腺素及中药等治疗。

（三）治疗原发病

【预后】

继发性红斑肢痛病的预后取决于原发病，动脉硬化、真性红细胞增多症预后不佳。

（沈桂芬　胡绍先）

四十三、大 骨 节 病

大骨节病(dysostosis enchondralis endemica)是一种以软骨坏死为主要改变的地方性畸形性骨关节病,在我国分布于由东北到川藏的狭长地带。本病常呈多发性、对称性侵犯软骨,导致成骨障碍,管状骨变短和继发性骨关节病。多发于儿童和少年,男女发病率无明显差别。

【病因】

与病区环境低硒、谷物受镰刀菌 T-2 产生的毒素污染和饮水中有机物污染有关。

【病理】

主要为软骨变性、坏死及吸收后周围存活的软骨细胞反应性增生,成骨细胞增生,形成大量不规则的骨组织,破坏正常的软骨和骨结构。骨骺软骨病变使骨骺早期融合,长骨过早停止生长,造成短指(趾)或短肢畸形。

【诊断】

(一) 临床表现

1. 起病缓慢,患者来自流行区。

2. 关节疼痛和摩擦音,呈对称性、多发性,受累关节常为活动量大的指关节、膝关节和踝关节等。游离体在关节腔内活动而卡住,使关节交锁而引起剧痛,可随关节活动游离体松动而缓解。

3. 晨僵,关节活动受限,严重者出现指关节弯曲,弓状指,关节增粗,短指(趾)、短肢畸形,身材矮小。

(二) 临床分期分度

早期:关节疼痛,晨僵,活动障碍。

Ⅰ度:关节增粗,可有关节摩擦音。

Ⅱ度:除上述表现加重外,出现短指(趾)畸形,有时出现关节游离体。

Ⅲ度:上述表现均加重,短肢畸形,身材短小。

（三）实验室检查

目前尚无特异性诊断指标。

1. 血肌酸、肌酐含量减少，尿肌酸、尿羟脯氨酸含量增高。

2. 患者血、尿、头发硒含量均降低，血液中含硒的谷胱甘肽过氧化物酶（GSH-PX）活性下降。

3. 患者血清中乳酸脱氢酶、磷酸肌酸激酶、羟丁酸脱氢酶和碱性磷酸酶的活性增高。

（四）X线检查

手足关节的X线改变可作为诊断的依据。主要表现为干骺钙化带变薄、模糊、中断、消失，可有凹陷硬化，关节面毛糙不整、断裂，骺线早期闭合，关节缘骨质增生，骨端变形，关节增粗，短指（趾）畸形。

（五）鉴别诊断

1. 类风湿关节炎：发病年龄较晚，常伴发热、贫血，骨长径和宽径正常，无短指、短肢畸形。X线检查示骨质疏松明显，关节间隙狭窄，关节面模糊，关节强直等。

2. 佝偻病：发病年龄更早，多在6个月至3岁之间，扁骨骨骼亦有明显改变，如方颅、鸡胸等改变；血钙降低，补充维生素D及钙剂疗效明显。X线检查示软骨带增宽。

3. 软骨发育不全：系先天性疾病，在出生后或乳儿期即发现，全身多处软骨发育不全畸形。X线检查示骨骺或骨核缺乏或出现较正常晚。

【治疗】

目前尚无特效疗法。

（一）药物治疗

1. 硒制剂：可使干骺端病变好转，制止病变加重，还可预防大骨节病的发生。亚硒酸钠片，10岁以下儿童每周服1mg，10岁以上儿童每周服2mg。

2. 硫酸盐制剂：硫酸根对软骨基质中软骨素的形成起重要作用，低硫可导致软骨早期化骨，短肢畸形。

（1）复方硫酸钠，3片/次，每日2次。6～8个月为1个疗程。

(2) 硫酸镁，口服，2g/次，每日 2 次。6～8 个月为 1 个疗程。

(3) 硫酸软骨素钠，商品名硫酸软骨素 A，0.12g/片，5 片/次，每日 2～3 次；或肌内注射，40mg/(支·次)，每日 1 次。2～3 个月为 1 个疗程。

3. 其他：用非甾体抗炎药缓解关节痛，禁用糖皮质激素。也可用镁剂，维生素 C、维生素 D_3 和乳酸钙等治疗本病，疗效良好。

(二) 辅助治疗

如针灸、拔火罐、理疗等可减轻关节疼痛和活动障碍。

(三) 手术治疗

对Ⅱ、Ⅲ度大骨节病患者行关节清理术，去除游离体及矫形手术等。

(四) 其他

停止食用病区的玉米和麦类，避免关节过度负重。

【预后】

早期患者脱离致病因素，可望完全恢复正常；晚期关节畸形严重的患者，丧失劳动能力。无智力低下，精神状态正常。

目前在病区通过补硒、改良水质、换粮、护粮、改大米加主食等综合性措施，大骨节病的患病率明显降低。

(沈桂芬　胡绍先)

四十四、纤维织炎

纤维织炎(fibrositis)是一种以肌肉、肌肉附着部及其周围组织多处疼痛、压痛及发僵为特征的常见慢性非关节性风湿病，又称纤维肌痛综合征。以 25～45 岁女性多见。

【病因】

与损伤、风寒湿、精神紧张、睡眠障碍等因素有关，也可继发于其他风湿病及非风湿病。

【诊断】

（一）临床表现

1. 全身多处疼痛及压痛，以颈、肩胛带、胸椎、骨盆带等处多见，也可见于膝、手、肘、踝等处，压痛点常呈对称性分布。

2. 晨僵，关节活动受限。

3. 90%的患者有睡眠障碍、疲劳感，并可使症状加重。

4. 其他有头痛、肠易激惹综合征等表现。

（二）实验室检查

无异常。

（三）诊断标准

同时满足下列2个条件者，可诊断为纤维肌痛综合征。

1. 持续3个月以上的全身性疼痛：身体的左、右侧，腰的上、下部及中轴骨骼（颈椎、前胸、胸椎或下背部）等部位同时疼痛时才认为是全身性疼痛。

2. 用拇指按压（按压力约为4kg）18个压痛点中至少有11个疼痛。这18个（9对）压痛点部位是：枕骨下肌肉附着处，斜方肌上缘中点，第5～7颈椎横突间隙的前面，冈上肌起始部、肩胛嵴上方近内缘，肱骨外上髁远端2cm处，第2肋骨与软骨交界处外侧上缘，臀外上象限、臀肌前皱襞处，大粗隆后方，膝内侧脂肪垫关节折皱线的近侧。

（四）鉴别诊断

1. 肌筋膜痛综合征：发病无性别差异，也称局限性纤维炎，其疼痛、压痛及僵硬感均为局部性，无疲乏感。

2. 风湿性多肌痛：多见于60岁以上老年人，血沉快，对小剂量糖皮质激素治疗效果明显。

【治疗】

（一）心理治疗

安慰患者，使其了解本病为功能性疾病，消除疑虑。

（二）药物治疗

对焦虑、抑制者可采用：①阿米替林，10～30mg/d，睡前服。

②环米扎林,10～20mg/d,睡前服。

（三）对症治疗

热疗、按摩、针灸、痛点封闭等。

（四）手术治疗

症状局限,经上述治疗效果不佳者,可行局部软组织剥离松解手术。

【预后】

预后良好。

（沈桂芬　胡绍先）

四十五、发作性风湿症

发作性风湿症(palindromic rheumatism,PR)是以反复发作的急性关节炎和关节周围炎,发作间期无任何症状为特点的一种病症。发病年龄多见于30～60岁,男女发病率均等。

【病因】

病因尚不明,可能与免疫复合物的沉积有关。滑膜活检发现明显的微血管损害和血管内有电子密度沉积物等。

【诊断】

（一）临床表现

1. 突然起病,常于傍晚或晚上发作,以膝、腕、肩和手部小关节最常受累。表现为1个或2个关节剧痛,几小时内达高峰,受累关节及周围软组织红、肿、热、痛,1～3天内疼痛消失,少数持续1周。

2. 发作间期无任何症状,发作无规律性,部分患者发展成类风湿关节炎。

3. 少数患者可伴有低热,皮下小结。

（二）实验室检查

1. 急性期血沉增快,补体正常。

2. 滑液检查表现为非特异性急性炎症反应,无结晶。

（三）X线检查

发作期可见受累关节周围软组织肿胀影，其他无异常改变。

【治疗】

1. 非甾体抗炎药：发作期可酌情选用，长期应用并不能有效地预防发作。

2. 金制剂：半数患者有效，其用法及剂量见“类风湿关节炎”。

3. 青霉胺：每日250mg，能减少发作次数和预防向类风湿关节炎发展。

4. 秋水仙碱：对预防发作可能有效，还有消炎止痛作用。

5. 糖皮质激素：严重患者，可选用小剂量泼尼松治疗。

【预后】

少数患者自行缓解；多数患者反复发作，但不会发生持续性滑膜炎或关节损害；部分患者发展为典型的类风湿关节炎。

（沈桂芬　胡绍先）

四十六、结　节　病

结节病（sarcoidosis）是一种原因不明，以多器官、多系统肉芽肿浸润为特征的疾病。常侵犯肺、双侧肺门淋巴结，其次侵犯皮肤、眼、骨、关节、肌肉、肝、肾、神经系统等。多数起病缓慢，发病年龄多见于20～40岁，女性略多于男性。

【病因】

病因未明。可能与感染、遗传、自身免疫、化学性因子及某些药物有关。

【病理】

特征性改变是非干酪性上皮样肉芽肿。

【诊断】

（一）临床表现

1. 肺结节病：早期可无症状，由胸部X线检查发现。可有咳嗽、咳少量黏痰，严重时出现活动后气急、呼吸困难或发绀。

2. 皮肤结节病：最常见的是冻疮样狼疮，还可出现结节性红斑、斑丘疹、瘢痕浸润、鱼鳞癣、皮肤萎缩、脱发等。

3. 眼结节病：累及结膜、角膜、视网膜等，有眼痛、流泪、充血、视物模糊、失明等症状。

4. 骨关节及肌肉结节病

（1）急性结节病性关节炎：常累及膝、踝、近端指（趾）间关节、腕关节和肘关节，呈对称性、游走性多关节炎。合并结节性红斑和双侧肺门淋巴结肿大时，称为 Lofgren 综合征。慢性结节病性关节炎常表现为膝、踝单关节炎或少关节受累。

（2）骨结节病：多无症状，也可出现疼痛、无力。X 线检查表现为手足的短骨小囊性骨质缺损。

（3）骨骼肌结节病：肌痛、肌力减弱、肌萎缩等，局部扪及多发性大小不一的结节。

5. 其他结节病表现：发热、乏力、盗汗、纳差等。根据所累及的器官，出现相应的症状和体征。如累及心脏，可引起心律失常、传导阻滞。累及神经系统，可引起脑神经瘫痪、周围神经病和肌病、脑膜炎等症状。还可出现浅表淋巴结无痛性肿大、肝脾肿大及肝功能损害等。

（二）实验室检查

1. 外周血淋巴细胞减少，血沉增快。血钙、血尿酸、碱性磷酸酶、溶菌酶、β_2 微球蛋白等升高。部分患者白蛋白减少，球蛋白增多。

2. 60% 患者活动期血管紧张素转化酶活性升高。

（三）特殊检查

1. X 线检查：根据胸部 X 线检查，将结节病分为 4 期，但并不代表病情发展演变的规律。

0 期：肺部清晰，X 线表现正常。

Ⅰ期：双侧肺门和（或）纵隔淋巴结肿大。

Ⅱ期：双侧肺门淋巴结肿大并肺浸润，肺部病变可为粟粒状、斑片状阴影。

Ⅲ期：肺部浸润和纤维化，而无肺门淋巴结肿大。

2. 结节病抗原试验阳性。

3. 肺功能检查：约 20% 的患者出现限制性通气和弥散功能障碍。

4. 支气管肺泡灌洗检查：活动期淋巴细胞增多，其中 90% 是 T 淋巴细胞，$CD4^+/CD8^+$ 比值明显增高。

5. 活体组织学检查：是诊断结节病最可靠的依据。

6. ^{67}Ga 放射性核素肺扫描：肉芽肿活性巨噬细胞摄取 ^{67}Ga 明显增加，可了解病变范围。

（四）鉴别诊断

1. 肺门淋巴结结核：常发生于儿童和青年人，结核菌素试验多为阳性，肺门淋巴结肿大一般为单侧性，有时钙化，肺部可见原发病灶。

2. 淋巴瘤：有发热、消瘦、贫血等全身症状，多为单侧或双侧不对称肺门淋巴结肿大，常累及上纵隔、隆凸下和纵隔淋巴结。纵隔受压可出现上腔静脉阻塞综合征。骨损害常累及脊柱、骨盆，为硬化性或溶骨性改变。结合其他检查和活体组织检查可作鉴别。

3. 肺门转移癌：肺内、肺外肿瘤转移至肺门淋巴结，可出现原发灶相应的症状和体征，行 CT 扫描、活检等检查进行鉴别。

【治疗】

无症状者不需治疗。

（一）糖皮质激素

适应证：

（1）症状明显的胸内Ⅰ、Ⅱ、Ⅲ期结节病。

（2）重要脏器结节病，如心、肝、肾、眼及神经系统受累者。

（3）病变活动性高或进展者。泼尼松，30 ~ 40mg/d，症状缓解或胸部 X 线表现改善后维持 2 周左右再逐渐减量，维持 1 ~ 2 年。

（二）抗疟药

适用于皮肤结节病或肺纤维化病例。可与激素联合应用，减少激素用量。氯喹，250mg/d，3 个月后改为 250mg/次，每周

2 次,疗程 6 个月。

(三) 免疫抑制剂

适用于糖皮质激素无效或有禁忌证时,可选择甲氨蝶呤、苯丁酸氮芥(瘤可宁)、硫唑嘌呤等。

(四) 其他

严重结节病关节炎,可用非甾体抗炎药、秋水仙碱治疗

【预后】

0 期、I 期肺结节病预后良好,有自发缓解可能。明显肺纤维化者,预后较差。皮肤结节病者往往表明慢性扩散性疾病存在,预后不良。多系统损害者预后差。

(俞　莺　胡绍先)

四十七、雷诺综合征

雷诺综合征(Raynaud syndrome)是由于血管神经功能紊乱引起间歇性肢端小动脉痉挛的一种周围血管疾病,以阵发性肢端皮肤发白、发绀和发红为特征。本病可分为原发性和继发性两种,前者病因不明,称雷诺病;后者为症状性,见于硬皮病、SLE、混合性结缔组织病、闭塞性血栓性脉管炎、冷球蛋白血症、冷凝集素血症及神经系统疾病等,称雷诺现象。好发于秋、冬季节,发病年龄多在 20～40 岁,以女性多见,男女之比为 1∶5。

【病理】

早期小动脉无明显异常。以后血管内膜增厚,使小动脉管腔狭小,血流减少。少数患者出现血栓形成,管腔闭塞,局部组织营养障碍。

【诊断】

(一) 临床表现

1. 起病缓慢,好发于手指,为对称性,有时双足也受累。常因寒冷和情绪紧张而诱发。

2. 典型发作时皮肤呈三相改变，即苍白、发绀和潮红顺序发生。患者自觉手指发凉、麻木、刺痛感，历时数分钟至数小时。

（1）苍白是由于早期肢端小动脉痉挛，组织血流灌注减少所致。

（2）发绀是由于动脉痉挛较静脉痉挛先消退，导致毛细血管内血液淤滞、缺氧。

（3）潮红是由于血管痉挛全部解除后，局部循环恢复，出现反应性充血。

3. 频繁发作引起末节皮肤营养障碍，指甲变薄、起嵴等，严重者指端发生溃疡、坏疽。

（二）实验室检查

1. 激发试验。

（1）冷水试验：将手指浸入4℃左右冷水中1分钟，可诱发典型发作。

（2）握拳试验：两手握拳1分钟，于弯曲状态下松开手指，也可出现发作。

2. 指温恢复时间测定：浸冰水20秒后，正常人15分钟以内皮温恢复正常，本病患者常超过20分钟。

3. 微循环显微镜检查：记录毛细血管血流量和流速。

4. 甲皱微循环检查：毛细血管形态正常者，可能为雷诺病；形态异常者，则有发生结缔组织病的可能。

5. 其他：依据相关的疾病行抗核抗体、类风湿因子、冷球蛋白试验等检查。

（三）鉴别诊断

1. 肢端青紫症：表现为四肢末端持续性、弥漫性的青紫色，无阵发性苍白症状，不发生溃疡或坏疽等皮肤营养障碍。

2. 红斑肢痛病：多见于40岁以上者，好发于双足，表现为在温热环境中阵发性肢端发红、皮温增高、灼热和疼痛，遇冷后症状缓解，不发生溃疡及坏疽。

3. 血栓闭塞性脉管炎：多见于青壮年男性，常侵犯下肢，足背动脉搏动微弱或消失。

【治疗】

（一）药物治疗

目的是降低血管紧张度，解除血管痉挛，改善末梢循环。

1. α受体阻滞剂

（1）酚苄明，10mg/次，每日2～3次。

（2）妥拉唑啉，25～50mg/次，每日3～6次，根据患者反应调整剂量。

（3）哌唑嗪，0.5～1mg/次，每日3次。

2. 肾上腺素能神经阻滞剂

（1）胍乙啶，5～10mg/次，每日3次。

（2）甲基多巴，0.25g/次，每日2～3次。

（3）利血平，0.25mg/次，每日2～3次。

3. 钙通道拮抗剂

（1）硝苯地平，商品名心痛定，10～20mg/次，每日3次。

（2）硫氮䓬酮，商品名恬尔心，30～60mg/次，每日3～4次。

4. 其他药物如烟酸、地巴唑、卡托普利等，低分子右旋糖酐静脉滴注，还可选用维生素 B_1、维生素 B_2，或中医中药等治疗。

（二）局部治疗

手指局部涂擦2%硝酸甘油软膏，有局部溃疡者，外用抗生素软膏。

（三）手术治疗

对病程长、病情严重、口服药物治疗效果不佳者，若免疫学检查无异常发现，可考虑相应交感神经切除术。

（四）血浆置换术

可使血浆黏度降低，降低血小板聚集速度和程度，降低纤维蛋白原及循环免疫物浓度，改善症状，促进溃疡愈合。每周一次，连续4～5周。

（五）一般治疗

注意保暖，避免寒冷和情绪影响，防止局部创伤。继发性患者积极治疗原发病。戒烟。

【预后】

雷诺病预后良好，继发性患者取决于原发病的情况。

（俞 莺 胡绍先）

四十八、抗磷脂综合征

抗磷脂综合征(anti-phospholipid syndrome, APS)是一组以动、静脉血栓形成，习惯性流产为主要临床表现，并具有典型实验室异常的临床症候群。它可继发于多种自身免疫性疾病(secondary APS)，也可无任何疾病证据(primary APS)。

【发病机制】

患者体内存在的高滴度抗磷脂抗体(APL 抗体)与细胞膜上的磷脂-蛋白复合物结合，激活血小板和血管内皮，致血凝稳态失衡，从而产生高凝及血栓形成等一系列病理变化。

【诊断】

美国风湿病学会 APS 分类标准如下。APS 至少应包括如下 1 项临床标准和实验室标准：

1. 临床标准

(1) 血栓形成：包括发生在任何器官和组织并经影像学、Doppler 检查和组织病理证实的血栓形成。受累血管可以是动脉、静脉和小血管，如中枢神经系统、冠状动脉、肺动脉、肢体动静脉、肝静脉、肾静脉、眼和肾上腺的动、静脉。

(2) 习惯性流产、早产、死胎。

其他一些表现虽不包括在分类标准内，但与 APS 相关：Coombs 试验阳性的溶血性贫血，网状青斑、偏头痛、心内膜炎、慢性腿部溃疡等。

2. 实验室标准

(1) 抗心磷脂抗体(ACL)：出现 IgG 和 IgM 型 ACL，至少 2 次阳性，2 次检查间隔 6 周以上。

(2) 狼疮抗凝物(LA)：当活化部分凝血活酶时间(APTT)或 Russell 蝰蛇毒试验延长时，加入混合血浆(正常人的贫血小板血浆和患者血浆混合物)不能纠正,说明有 LA 存在。该项检查需要至少 2 次阳性,2 次检查间隔 6 周以上。

其他如抗 β_2 糖蛋白-1 抗体,虽有重要的临床意义,但不包括在分类标准内。

【治疗】

1. 消除危险因素如吸烟、高血压、高脂血症等。

2. 治疗原发病,辅以静脉内肝素、小剂量阿司匹林及抗血小板药物,必要时可手术清除血栓。

3. 静脉应用免疫球蛋白、血浆置换对危重患者有益,可降低死亡率。

(余毅恺　李守新)

四十九、IgG4 相关性疾病

IgG4 相关性疾病是一组以血清 IgG4 水平升高、受累组织 $IgG4^+$浆细胞浸润及纤维化为特征的,近几年才被人们认识新的疾病体。受累器官因纤维化、慢性炎症等出现增生肿大从而导致相应压迫阻塞症状或功能障碍。该病激素治疗效果较好。

【诊断】

(一) 临床表现

作为一个系统性疾病,该病可累及全身多个组织、器官,包括胰腺、泪腺、唾液腺、垂体、甲状腺、肺、主动脉、冠状动脉、肝、胆、肾、前列腺、皮肤及淋巴结等。受累器官因纤维化、慢性炎症等出现增生肿大从而导致相应压迫阻塞症状或功能障碍,其中胰腺、泪腺和唾液腺是最常受累的。

1. 胰腺——自身免疫性胰腺炎:弥漫性胰腺肿大和胰腺管狭窄伴随高 γ-球蛋白和 IgG4 血症、自身抗体、对糖皮质激素治疗有效为特征的慢性胰腺炎。病理有明显的小叶间纤维化和胰腺管周淋巴细胞浸润,明显的 $IgG4^+$浆细胞浸润。

2. 泪腺和唾液腺——米库利奇病(Mikulicz disease,MD):目前认为米库利奇病是 IgG4 相关性疾病在上述腺体的表现,而不是过去认为的干燥综合征的亚型。$IgG4^+$ MD 诊断标准如下:①持续(>3 个月),对称性泪腺、腮腺、颌下腺肿大,至少 2 对腺体;②血清 IgG4 升高(>1.35g/L);③泪腺和唾液腺 $IgG4^+$ 浆细胞浸润> 40%($IgG4^+$/IgG^+ 细胞比例 5 个高倍视野下)。诊断:①+②和(或)③,需排除肉状瘤病、Castleman 病、Wegener 肉芽肿、淋巴瘤等。

（二）病理特点

IgG4 相关性疾病受累组织病理有如下一些特点:①淋巴和浆细胞浸润,伴有纤维化;②嗜酸粒细胞浸润,此时可伴有血清 IgE 水平升高;③闭塞性静脉炎常见;④大量淋巴细胞浸润时可形成肿瘤样团块或形成滤泡;⑤可形成席纹样纤维化;⑥组织结构和功能相对保全;⑦免疫组织化学染色显示 $IgG4^+$浆细胞浸润明显($IgG4^+$/IgG^+浆细胞>40%)。

（三）诊断标准

受累组织和器官可出现功能障碍并需满足以下指标:①血清 IgG4 水平升高>1.35g/L;②受累组织或器官 $IgG4^+$浆细胞浸润明显($IgG4^+$/IgG^+ 细胞>40%)。同时满足①+②时可诊断 IgG4 相关性疾病。但需排除 Castleman 病、Wegener 肉芽肿、结节病、癌症、恶性淋巴瘤等。患者只符合 1 项为疑似 IgG4 相关性疾病;患者符合①+②,又有诊断明确的其他疾病,则诊断为××合并 IgG4 相关性疾病;患者诊断符合,但糖皮质激素治疗无效,须再次诊断。对不能应用上述器官非特异性的广泛诊断标准的患者可以应用器官特异性的诊断标准,包括 IgG4 相关性胰腺炎、IgG4 相关性 Mikulicz 病和 IgG4 相关性肾病等。

（四）临床怀疑 IgG4 相关性疾病的标准

1. 存在下述任何一项需高度怀疑 IgG4 相关性疾病:①对称性泪腺、腮腺、颌下腺肿大;②自身免疫性胰腺炎;③炎性假瘤;④腹膜后纤维化;⑤组织病理提示淋巴浆细胞增生或怀疑 Castleman 病。

2. 存在下述表现需怀疑 IgG4 相关性疾病:①单侧泪腺或腮腺或颌下腺肿大;②眼部肿瘤样病变;③自身免疫性肝炎;

④硬化性胆管炎；⑤前列腺炎；⑥间质性肺炎；⑦间质性肾炎；⑧甲状腺炎或甲减；⑨垂体炎；⑩炎性动脉瘤；⑪硬脑膜炎；⑫纵隔纤维化。

3. IgG4 相关性疾病的常见现象：①多克隆高免疫球蛋白水平；②血清 IgE 升高或嗜酸粒细胞升高；③低补体或血清中存在免疫复合物；④^{18}FDG-PET 扫描可出现肿瘤样改变或淋巴增殖改变。

【治疗】

当危及生命的重要脏器时需要积极治疗，因为 IgG4 相关性疾病可导致严重的脏器功能紊乱和衰竭。但是不是所有的临床表现都需要治疗，如 IgG4 相关的淋巴结病可适当观察。治疗以糖皮质激素为主，推荐剂量为泼尼松 0.6mg/(kg · d)，维持 2 ~ 4 周，然后 3 ~ 6 个月逐渐减量至 5mg/d，2.5 ~ 5mg/d 维持 3 年。激素的用量也可依病情调整。糖皮质激素有效，特别是在早期，但疾病复发多见。在糖皮质激素治疗后，症状缓解可加用免疫抑制剂硫唑嘌呤、吗替麦考酚酯、甲氨蝶呤来减少激素用量或维持缓解。对反复发作、难治的患者，利妥昔单抗治疗有效。

（董凌莉）

第五章 风湿性疾病的特殊治疗

一、血浆置换疗法

【原理】

血浆置换(plasma exchange,PE)是将患者的血液通过血浆置换机,分离血浆和细胞成分,细胞成分及血浆代用品(如人血清蛋白、生理盐水)回输患者,弃去血浆,以此使患者血浆中含有的病理性物质(如自身抗体、免疫复合物等)得以清除,达到净化目的和治疗作用。

【适应证】

血浆置换疗法可用于许多风湿及非风湿性疾病(如中毒等)。在风湿性疾病中应用的主要适应证如下。

1. 多种重症的结缔组织病:如重症系统性红斑狼疮、狼疮脑病、重症多发性肌炎和皮肌炎(特别是发生急性横纹肌溶解)、系统性硬化症、多动脉炎、肺出血-肾炎综合征、韦格纳肉芽肿、类风湿关节炎等。

2. 药物疗效不佳的结缔组织病:如上述疾病经用糖皮质激素及环磷酰胺等免疫抑制剂治疗无效或疗效不佳。

【禁忌证】

对于有感染、严重失代偿的心力衰竭和凝血障碍性疾病患者禁用,严重失代偿的心力衰竭、低血容量休克、凝血障碍性疾病患者禁用。

【不良反应】

血浆置换中可能会出现的不良反应如下。

1. 低血容量休克:因血液抽吸速度过快、体外循环血量过大或置换血量少于废弃血量、血浆蛋白减少等因素造成,注意避免上述因素并及时补充血容量。

2. 高血容量及左心功能不全：因置换液输入速度过快、过多等因素所致。应注意合理输液，如有左心衰则抗心衰治疗。

3. 心律失常：原发病或柠檬酸抗凝剂使血钙降低引起，置换中注意心电监护。

4. 溶血：操作或机械损伤所致。应注意仪器保养和维修。

5. 出血倾向：由于肝功受损或凝血机制异常。

6. 高凝及血栓形成和栓塞。

7. 感染：严格无菌操作。

8. 电解质紊乱。

9. 过敏反应：对输入的血浆、白蛋白、柠檬酸等过敏，输注前30分钟可给予5mg地塞米松静脉注射以预防过敏反应。

10. 柠檬酸反应：唇周麻木、畏寒、颤抖及抽搐等。可用10%葡萄糖酸钙纠正。

【注意事项】

1. 该疗法去除部分血浆内有害物质对救治重症及药物疗效欠佳患者有效，但并不抑制疾病本身继续产生这些物质（如自身抗体等），并有可能出现反跳现象，因此不宜停用糖皮质激素和免疫抑制剂。

2. 该疗法价格较贵，因此不宜作为常规治疗。

二、免疫吸附疗法

免疫吸附（immunoadsorption，IA）是利用吸附材料，从血液中除去致病因子的一种治疗方法。其适应证、禁忌证和不良反应等与血浆置换术基本相同，优点是选择性高，单次治疗强度大，不浪费血浆，不会因此引起血浆蛋白减少和疾病传播等，但是价格昂贵。

【原理】

患者血液在含有特异配体吸附的交换柱中进行过滤，配体和被吸附对象通过抗原抗体免疫反应或物理化学作用，从血液中除去自身抗体和免疫复合物等致病物质，保留血细胞及白蛋白等有益成分,达到免疫净化的治疗目的。

三、康复治疗

康复治疗(rehabilitative treatment)对风湿病患者的病情和预后有很大的影响,因此,应针对不同个体、病情及治疗目的选择不同的康复疗法。

(一) 休息和运动

1. 休息:包括全身和关节局部休息,对于许多急性期风湿病患者休息是至关重要的,如伴有心脏受累的急性风湿热患者需卧床休息数周,以防慢性瓣膜病的发生,局部关节炎症渗出时,用夹板固定制动能促进消炎、有镇痛作用。对类风湿关节炎、强直性脊柱炎等致畸疾病,保持关节功能位可尽量减少因致残所造成的对关节功能的影响等。

2. 运动锻炼:当关节炎症控制后,应及早通过主动或被动运动锻炼达到防止或减少关节功能受损。

(二) 物理疗法

不同的理疗方法可分别用于炎症、组织损伤、粘连和痉挛、促进伤口愈合和改善机体各系统的功能障碍。一般禁用于有严重的器质性疾病患者,如心脏病、出血凝血性疾病、高热、恶病质和肿瘤等疾病。

1. 水疗:利用不同水温、压力、所含成分或加入中西药物作用于人体达到治疗作用,可用于非急性期关节炎、脊柱炎等。水疗包括局部浸润、矿泉浴和中药水浴等。

2. 湿热疗法:热源与人体直接接触传热达到治疗作用。适用于亚急性和慢性炎症。

(1) 表浅热疗:如热水浴、热袋疗法、石蜡疗法和泥疗等,有缓解疼痛、改善局部血循环、有利炎症吸收的作用。

(2) 深部热疗:短波、微波、超短波和超声波等疗法能产生温热效应,有解痉、止痛、消炎和加速组织生长、修复功能,特别能进入深部组织起治疗作用。

3. 冷疗:冰袋、冰按摩和冰水浴等方法可用于急性炎症期、关节明显肿胀时，起消炎止痛作用，但对于因寒冷而诱发的疾病如雷诺病、冷球蛋白血症等禁用。

4. 直流电药物离子导入法：能将药物直接导入机体，提高药效，对表浅病灶特别适用。

5. 低频脉冲电疗：对神经肌肉有较强兴奋作用，促进失用性肌萎缩好转和消炎作用。

6. 中频电疗：能进入较深组织，促进肌萎缩好转和松开粘连、软化瘢痕、镇痛、消炎。

7. 高频电疗：是深部热疗。

8. 磁疗：通过磁场作用于人体痛区或穴位，达到止痛、消炎、消肿的作用。用于关节炎、腱鞘炎、网球肘、肌肉劳损和坐骨神经痛等。

9. 红外线：有热效应作用，改善局部血液循环，促进炎症吸收，用于亚急性、慢性炎症和损伤如关节炎、肌肉劳损、挫伤、纤维织炎等。

10. 紫外线：调节机体免疫功能、消炎止痛、杀菌和促进伤口愈合，用于急性感染性炎症和抗佝偻病等，禁用于光敏性疾病如红斑狼疮等。

11. 激光疗法：采用不同能量的激光，可分别起消炎镇痛、促进伤口愈合和提高机体免疫力等作用，用于关节炎、神经痛、扭挫伤等风湿病及非风湿病。

12. 针灸疗法：用途广泛，起多种治疗作用。

13. 气功疗法：减轻疼痛、促进康复。

（三）松动术

1. 按摩和推拿：用于肩周炎、腰背痛、防治肌萎缩、肌痉挛和瘫痪。

2. 牵引：颈椎牵引用于颈椎病，腰椎牵引治疗腰椎间盘突出等。

（四）作业疗法和日常生活训练

1. 功能性或心理性作业疗法：通过有目的地选择应用与日常和工作有关的各种活动，使身体和精神有功能障碍和残疾的患者得到改善，增强生活、学习和工作能力。

2. 日常生活活动训练:使丧失某些活动能力的患者通过这一疗法改善生活自理的能力。

3. 矫形器使用:通过辅助器械等帮助畸形部位功能起代偿作用,如假肢等。

四、外科手术

手术疗法对某些风湿性疾病的病情控制、关节功能恢复有重要意义。常用手术有以下几种。

1. 滑膜切除术:如病程较长、药物疗效欠佳、关节肿胀以滑膜肥厚为主的类风湿关节炎患者,滑膜切除术对控制病情有明显的作用。

2. 关节清理术:通过清理有严重的软骨和骨质破坏的关节,有助于关节功能的恢复。

3. 关节挛缩治疗:由于关节挛缩影响功能恢复,通过此手术解除挛缩,达到松解作用。

4. 关节融合术(关节固定术):病变晚期因关节严重破坏和畸形、疼痛、关节不稳而通过此手术使关节功能恢复。

5. 关节成形术:常用的有用人工关节代替已破坏而丧失功能的关节。

五、造血干细胞移植术

造血干细胞移植(hematopoietic stem cell transplantation, HSCT)是将同种异体或自体的造血干细胞植入到受者体内,目的是重建受体的造血功能与免疫功能,从而治疗或治愈某些恶性或非恶性疾病。根据造血干细胞供者的不同分为自体(同基因)和异体(异基因)造血干细胞移植;根据造血干细胞来源不同分为骨髓移植、外周血干细胞移植和脐血移植。研究表明,系统性红斑狼疮等自身免疫性疾病的发病主要是造血干细胞异常所致。因此,对严重的顽固性自身免疫病可以进行造血细胞和免疫系统的“清除”,然后进行干细胞移植,有可能缓解甚至治愈这类疾病,目的是清除患者体内异常的 T 淋巴细胞和 B 淋巴细胞,并建立正常的免疫系统。采用造血干细胞移植治疗自身免疫性疾病,是近年国际上应用的一种治疗新技术,被认为是有希望长时间缓解自身免疫性疾病病情的治疗手段之一。可适用于难治性系统性红斑狼疮、类风湿关节炎、系统性硬皮病、皮肌炎等。

六、骨髓间充质干细胞移植

间充质干细胞是来源于发育早期中胚层的多能干细胞,具有高度的自我更新能力和多向分化潜能,广泛存在于全身多种组织中,可抑制自身反应性 T 细胞、B 细胞、DC 等活化与增殖,支持造血、免疫调节、促进组织修复等。异基因骨髓 MSC 移植可治疗难治性系统性红斑狼疮,也可治疗干燥综合征、系统性硬化症、多发性肌炎/皮肌炎、类风湿关节炎、韦格纳肉芽肿、1 型糖尿病等。

(董凌莉)

附　录

一、风湿性疾病病史采集

（一）症状

1. 关节炎受累模式：关节痛不一定是关节炎，关节受累时特别需明确以下几个方面。①单关节还是多关节；②急性关节炎还是慢性关节炎；③大关节还是小关节；④是否对称；⑤外周关节还是中轴关节。这对诊断非常有帮助，如表现为慢性、对称性、外周小关节为主的多关节炎，则可能是类风湿关节炎，若表现为急性、非对称性、外周小关节的单关节炎症，则可能为痛风，若表现为慢性、非对称性、外周大关节的单关节炎症，则可能为外周型脊柱关节病。

2. 疼痛

（1）部位：关节、肌肉或骨骼，单关节或多关节痛，如多发性肌炎常有肌痛，类风湿关节炎以指、腕关节为主的多关节痛；强直性脊柱炎多为下腰背痛；骨关节炎多为身体负重部分关节疼痛；90%以上痛风性关节炎首次发作部位为单侧足部第1跗趾关节。

（2）特点：游走性、间歇性或持续性。如风湿热以游走性大关节痛为主，而痛风常为间歇痛，缓解期可无疼痛。类风湿关节炎和强直性脊柱炎属于炎症性疼痛，可表现为休息痛或夜间痛，活动后可缓解。

（3）性质：胀痛、痉挛性痛、跳痛、烧灼痛或刺痛，前三者常为肌肉、关节痛，后两者提示神经性病变。

（4）程度：轻微痛、中等度痛或剧痛。关节痛可分4级：0级，无疼痛；1级，轻度疼痛，疼痛无论持续与否均可以忍受，不影响睡眠；2 级，中度或间歇性疼痛，疼痛一般不常持续，但发作时很痛苦，影响睡眠；3 级，重度疼痛或日夜持续性疼痛，且难以忍受，经常影响睡眠。

(5) 起病方式：急性或慢性。痛风常以急性发作开始，类风湿关节炎等缓慢起病多见。

(6) 伴随症状：如关节肿、僵硬、皮疹、皮屑等。

(7) 对治疗的反应效果：秋水仙碱对急性期痛风发作 24 小时内有显著缓解症状和诊断性治疗作用。

3. 肿胀：是否有肢体或关节肿胀。

4. 僵硬

(1) 皮肤绷紧感、僵硬感，要注意有无硬皮病可能。

(2) 关节僵硬：指的是经过一段时间静止或休息后，再活动某一关节时感到不适，而且要想达到平时的关节活动范围和程度非常困难。类风湿关节炎等常有晨僵并持续一段时间，持续时间是指由患者自我评估早晨醒来时出现僵硬至消失的一段时间，常与病情相关。

5. 光敏感：日光照射后引起皮疹，系统性红斑狼疮可见。

6. 雷诺现象：因寒冷或精神紧张等原因而导致指(趾)端苍白→发绀→潮红的变化。硬皮病、红斑狼疮等结缔组织病可见。

7. 口干、眼干：提示干燥综合征的可能。

8. 口腔及黏膜溃疡：如红斑狼疮、白塞病常有口腔溃疡，外生殖器溃疡见于白塞病等。

9. 眼部症状：葡萄膜炎、虹膜睫状体炎等提示某些风湿病可能，如瑞特综合征、强直性脊柱炎、白塞病等。

(二) 家族史

某些风湿病常有家族史，如强直性脊柱炎等。

(三) 体检

1. 皮肤及毛发

(1) 皮疹：注意皮疹部位、性质、范围、是否和皮肤平行、按压是否褪色等。如红斑狼疮可有蝶形红斑、盘状红斑等，眶周及手背皮疹提示皮肌炎，眶周、手背部及前胸或后背向阳部位皮疹提示皮肌炎可能。

（2）皮肤僵硬：硬皮病时可见。

（3）脱发：红斑狼疮常有脱发而致毛发稀疏。

2. 眼、口腔、外生殖器：有无溃疡、皮疹及角膜炎、结膜炎。

3. 关节

（1）注意关节压痛、肿胀、积液及程度、温度、活动度，有无骨摩擦音及畸形，并双侧对比、定量记录。

（2）几种关节体征的定量分析。

关节压痛：0 度，无压痛，重压或做最大被动活动时无疼痛；1 度，轻压痛，在关节边缘或触及韧带时重压，患者称有疼痛，但被动活动不受限；2 度，中度痛，重压患者有压痛，且皱眉表示不适，活动轻度受限；3 度，重度压痛，重压患者有压痛且退缩，被动活动严重受限。

关节肿胀：0 级，无肿胀；1 级，软组织肿胀（即滑膜肿胀，无明显关节积液）；2 级，在 1 级基础上伴有关节积液。

关节功能：1 级，关节可做各种活动；2 级，中度活动受限，有一个或多个关节不适或活动受限，但可从事正常活动；3 级，明显活动受限，生活自理，不能从事一般活动；4 级，卧床或坐卧，生活不能自理。

握力：是判断手、腕关节的全面功能。方法是将血压计袖带充气至 2.67kPa（20mmHg），然后患者用无支撑的左、右手尽力各握压 3 次，记录所达到的数值，平均得到各手握力值。

（3）浮髌试验：为检查膝关节积液的一种方法。用一手拇指和其余手指分别固定在肿胀膝关节上方两侧，另一手拇指和其余手指分别固定在肿胀关节下方两侧，然后用一手示指将髌骨连续向后方按压数次。压下时有髌骨与关节面碰触感，松开时有髌骨浮起感为阳性。肿胀伴明显浮髌试验阳性者表明关节内积液较多；肿胀明显而浮髌试验不明显者，触诊有揉面感时，说明肿胀主要由肥厚滑膜所致。

4. 脊柱与骨盆

（1）注意正常生理曲度是否存在，有无侧弯、不对称或两腿长度不等，步态和姿态，脊柱前屈、后伸、侧弯及旋转功能和活动范围。

(2) 几种试验

1) 扩胸度(胸廓扩张度):双乳头线上深吸气和深呼气时胸围之差,正常不少于5cm,强直性脊柱炎可减少。

2) Wright-Schober 试验:又称腰椎活动度试验,腰椎髂嵴连线以上 10cm 和以下 5cm 画一直线,正常身体前屈时此线长度可延长 4~8cm,强直性脊柱炎时<4cm。

3) 直腿抬高试验:卧位,直膝屈髋在少于 60°~70°时出现疼痛或放射痛为阳性,提示下腰椎椎间盘突出。

4) "4"字试验:仰卧,一侧下肢伸直,将对侧足置于伸直侧膝上向下压,如同侧骶髂关节疼痛为阳性,说明骶髂关节有病变,但如腹股沟处有剧烈牵拉痛,应考虑为骨内收肌纤维炎或由肌肉、肌腱损伤引起,与骶髂关节无关。

5) 床边试验:仰卧,身体贴近床边,检查者一手按住患者屈曲的小腿,使其尽量贴近腹壁,另一手按住悬于床缘外的大腿向下压,此时无论哪一侧骶髂关节发生疼痛,都说明该侧骶髂关节有病变。

6) 托马斯征:平卧,将健侧髋、膝关节极度屈曲,腰部放平并紧贴床面,此时患侧髋关节屈曲畸形即可显示托马斯阳性征。髋关节结核、髋关节骨关节炎等阳性。

7) 枕墙距:令患者靠墙直立,双足跟贴墙,双腿伸直,背贴墙,收腹,眼平视,测量枕骨结节与墙之间的水平距离。正常应为0,如果枕部不能贴墙,为异常。

8) 指地距:患者直立,弯腰伸臂,测指尖与地面距离。

5. 结节:结节的部位、大小、数量、硬度、活动度、持续时间及与周围组织关系等。结节在多种风湿病中出现,如风湿热、类风湿关节炎、痛风、结节性多动脉炎等。

6. 肌力:分 6 级。0 级为完全瘫痪;1 级为肌肉能轻微收缩,但不能产生动作;2 级为肢体能在平面移动,但不能抬起;3 级为肢体能抬离床面;4 级为能做抗阻力动作,即能做全幅度活动,但肌力有不同程度减弱;5 级为正常肌力。

(董凌莉)

二、风湿性疾病临床检验参考值

（一）体液免疫检查

1. 血清免疫球蛋白定量

IgG	6～16g/L(600～1600mg/dl)
IgA	2.0～5.0g/L(200～500mg/dl)
IgM	0.6～2.0g/L(60～200mg/dl)
IgD	0.001～0.004g/L(0.1～0.4mg/dl)
IgE	0.0001～0.0009g/L(0.01～0.09mg/dl)

2. 血清补体定量

总补体(CH_{50}%)	0.05～0.1U/L(50～100U/ml)
补体3(C3)	0.8～1.5g/L(mg/ml)
补体4(C4)	0.37～0.41g/L(mg/ml)
补体5(C5)	0.07～0.09g/L(mg/ml)
补体6(C6)	0.04～0.065g/L(mg/ml)
补体7(C7)	0.048～0.055g/L(mg/ml)
补体8(C8)	0.042～0.06g/L(mg/ml)
补体9(C9)	0.05～0.062g/L(mg/ml)

（二）细胞免疫检查

1. E玫瑰花结形成率(E-RFT):0.48～0.70(40%～70%)。
2. EA玫瑰花结形成率(EA-RFT):0.15～0.30(15%～30%)。
3. EAC玫瑰花结形成率(EAC-RFT):0.15～0.30(15%～30%)。
4. T淋巴细胞转化率(LTT):0.60～0.75(60%～75%)。
5. T淋巴细胞亚群(单克隆抗体免疫细胞功能测定)

T_3	0.6642±0.04[(66.42±4)%]
T_4	0.438±0.04[(43.8±4)%]
T_8	0.313±0.04[(31.3±4)%]
TH/T_3	0.016±0.03[(1.6±3)%]
T_9	0.027±0.026[(2.7±2.6)%]
Tac	0.026±0.026[(2.6±2.6)%]
TaA	0.30±0.05[(30±5)%]

TacA	0. 30±0. 05[(30±5)%]
B	0. 2059±0. 30[(20. 59±30)%]

(三) 自身抗体检查

血清类风湿因子(IgM-RF,乳胶法)	≤1∶20
血清抗角蛋白抗体(AKA)	(-)
血清抗环瓜氨酸肽(CCP)抗体	(-)
血清抗核周因子(APF)	(-)
血清抗 Sa 抗体	(-)
血清抗 RA33 抗体	(-)
血清抗 RA 相关核抗原抗体(RANA)	(-)
血清抗核抗体(ANA,间接免疫荧光法)	<1∶20~1∶40
血清抗组蛋白抗体	(-)
血清抗可提取核抗原抗体(抗 ENA 抗体)	(-)
血清抗 U_1RNP 抗体	(-)
血清抗 Sm 抗体	(-)
血清抗 SS-A(Ro)抗体	(-)
血清抗 SS-B(La,Ha)抗体	(-)
血清抗 PM-1 抗体	(-)
血清抗 Jo-1 抗体	(-)
血清抗 Scl-70 抗体	(-)
血清抗着丝点抗体(ACA)	(-)
血清抗核仁抗体	(-)
血清抗 Ku 抗体	(-)
血清抗增殖细胞核抗原(PCNA)抗体	(-)
血清抗双链 DNA(ds-DNA)抗体	
Farr 法	<20%
TE-IF 法	(-)
血清抗核糖体 P 蛋白抗体(rRNP)	(-)
血清抗核小体抗体(AnuA)	(-)
血清抗中性粒细胞胞质抗体(ANCA)	(-)
血清抗神经细胞抗体	(-)
血清抗Ⅰ型胶原抗体	(-)

血清抗腮腺导管抗体	(-)
血清抗内皮细胞抗体(AECA)	(-)
血清α-胞衬蛋白抗体	(-)
冷球蛋白	(-)
红斑狼疮细胞 (LE cell)	(-)
狼疮带试验(LBT)	(-)
血清抗平滑肌抗体(SMA)	(-)
血清抗骨骼肌抗体(ASA)	(-)
血清抗核糖核酸抗体(RNA)	(-)
血清抗线粒体抗体(AMA)	(-)
血清抗心肌抗体(AHA)	(-)
血清抗肾小球基底膜抗体(AGBM)	(-)
血清抗磷脂抗体 (APL)	(-)

(四) 其他

血红细胞沉降率 (ESR)[Westergren(长管法)]

男　　0～15mm/h

女　　0～20mm/h

血清抗链球菌溶血素O试验(ASO)　　<400U

血清C反应蛋白　　(CRP)

免疫比浊法　　(-)

单向免疫扩散法<8mg/L

血清循环免疫复合物(CIC)

C1q结合法　　(-)

(董凌莉)

三、风湿性疾病重要的国际和国内分类标准

(一) 1987年美国风湿病学会和2009年ACR/EULAR类风湿关节炎的分类

1. 1987年美国风湿病学会类风湿关节炎分类标准

(1) 晨僵至少1小时,≥6周。

(2) 3 个或 3 个以上关节肿，≥6 周。

(3) 腕、掌指、近端指间关节肿，≥6 周。

(4) 对称性关节肿，≥6 周。

(5) 皮下结节。

(6) 手 X 线征象改变(至少有骨质疏松及关节腔隙狭窄)。

(7) 类风湿因子阳性(所用方法正常人群中不超过 5% 阳性)。

以上 7 项中有 4 项阳性者可诊断类风湿关节炎。

2. 2009 年 ACR/EULAR 类风湿关节炎分类标准

(1) 受累关节数 *	分值(0 ~ 5 分)
1 个中大关节	0
2 ~ 10 个中大关节	1
1 ~ 3 个小关节	2
4 ~ 10 个小关节	3
>10 个小关节	5
(2) 血清学抗体检测	分值(0 ~ 3 分)
RF 或抗 CCP 均阴性	0
RF 或抗 CCP 至少 1 项低滴度**阳性	2
RF 或抗 CCP 至少 1 项高滴度** 阳性	3
(3) 滑膜炎持续时间	分值(0 ~ 1 分)
<6 周	0
≥6 周	1
(4) 急性期反应物	分值 (0 ~ 1 分)
CRP 或 ESR 均正常	0
CRP 或 ESR 增高	1

患者如果按上述评分标准评分 6 分或以上，排除其他疾病诊断为类风湿关节炎。

---

* 低滴度定义为超过正常上限，但不高于 3 倍正常值上限；高滴度定义为滴度超过 3 倍正常上限。

** 在每个域内，取患者符合条件的最高分。例如，患者有 5 个小关节和 4 个大关节受累，评分为 3 分。

（二）1989 年美国风湿病学会幼年型类风湿关节炎诊断标准

1. 发病年龄在 16 岁以下。

2. 1 个或几个关节炎症，表现为关节肿胀或积液，以及具备以下 2 种以上体征如关节活动受限、关节活动时疼痛或触痛及关节局部发热。

3. 病程在 6 周以上。

4. 根据起病最初 6 个月的临床表现确定临床类型。

（1）多关节型：受累关节 5 个或 5 个以上。

（2）少关节型：受累关节 4 个或 4 个以下。

（3）全身型：间歇发热、类风湿皮疹、关节炎、肝脾大及淋巴结肿大。

5. 除外其他类型幼年关节炎。

（三）1982 年美国风湿病学会修订的系统性红斑狼疮分类标准及系统性红斑狼疮国际临床协作组（SLICC）2009 对 SLE 的分类标准

1. 1982 年美国风湿病学会修订的系统性红斑狼疮分类标准

（1）颊部红斑：遍及颊部或高出皮肤的固定性红斑，常不累及鼻唇沟部位。

（2）盘状红斑：隆起的红斑上覆有角质性鳞屑和毛囊栓塞，旧病灶可有萎缩性瘢痕。

（3）光过敏：日光照射引起皮肤过敏。

（4）口腔溃疡：口腔或鼻咽部无痛性溃疡。

（5）关节炎：非侵蚀性关节炎，累及 2 个或 2 个以上的周围关节，关节肿痛或积液。

（6）浆膜炎：①胸膜炎；②心包炎。

（7）肾病变：①蛋白尿大于 0.5g/d 或+++；②管型可为红细胞、白细胞、颗粒管型或混合型管型。

（8）神经系统异常：①抽搐，非药物或代谢紊乱如尿毒症、酮症酸中毒或电解质紊乱所致，②精神病，非药物或代谢紊乱，如尿毒症、酮症酸中毒或电解质紊乱所致。

（9）血液学异常：①溶血性贫血伴网织红细胞增多；②白细胞减少，少于 $4\times10^9/L$ 至少 2 次；③淋巴细胞少于 $1.5\times10^9/L$

至少 2 次;④血小板减少,少于 100×10^9/L(除外药物影响)。

(10) 免疫学异常:①狼疮细胞阳性;②抗双链 DNA 抗体阳性;③抗 Sm 抗体阳性;④梅毒血清试验假阳性。

(11) 抗核抗体:免疫荧光抗核抗体滴度异常或相当于该法的其他试验滴度异常,排除了药物诱导的狼疮综合征。

11 项标准中符合 4 项或 4 项以上者,排除其他疾病可诊断为系统性红斑狼疮。

2. 系统性红斑狼疮国际临床协作组 SLICC(Systemic Lupus International Collaborating Clinic)对 SLE 的分类标准

临床标准	免疫学标准
1. 急性和亚急性皮肤狼疮	1. ANA 阳性
2. 慢性皮肤狼疮	2. 抗 dsDNA 抗体高于正常值(ELISA 方法要两次均高于正常值)
3. 口鼻部溃疡	3. 抗 Sm 抗体
4. 脱发	4. 抗磷脂抗体 疮抗凝物、梅毒试验假阳性、抗心磷脂抗体(两次异常或中高滴度)抗 β_2-糖蛋白 I 阳性
5. 关节炎	
6. 浆膜炎:胸膜炎和心包炎	
7. 肾:尿蛋白/肌酐异常(24 小时尿蛋白/肌酐>0.5)或红细胞管型	
8. 神经系统:癫痫发作,精神异常,多发性单神经炎,脊髓炎,外周或者脑神经病变,急性精神错乱状态	5. 低补体:C3;C4;CH_{50} 6. 直接 Coombs 试验阳性(非溶血性贫血)
9. 溶血性贫血	1. 肾活检证实为狼疮肾炎,并且 ANA^+ 或抗 $dsDNA^+$
10. 白细胞减少(<4×10^9/L,至少 1 次)淋巴细胞减少(<1×10^9/L,至少 1 次)	2. 满足 4 条标准(临床和免疫学标准至少各 1 条)
11. 血小板减少(<100×10^9/L,至少 1 次)	

（四）1980 年美国风湿病学会制订的系统性硬化症分类标准

1. 主要指标：近端硬皮，对称性手指及掌指或跖趾近端皮肤的增厚、紧硬，类似病变亦见于整个四肢、面、颈、躯干（胸腹）。

2. 次要指标

（1）硬指：上述皮肤改变仅限于手指。

（2）指端凹陷性瘢痕或指垫变薄。由于缺血指端有下陷区，指垫组织丧失。

（3）肺底部纤维化：无原发性肺疾患者双肺底部出现网状线索、结节、密度增加，亦可呈弥漫斑点或蜂窝状。

凡具备上述 1 个主要指标或 2 个次要指标可诊断系统性硬化症。

（五）1982 年 Maddin 等关于多发性肌炎和皮肌炎诊断标准

1. 肢带肌（肩胛带肌、骨盆带肌以及四肢近端肌肉）和颈前屈肌呈现对称性软弱无力，有时伴吞咽困难或呼吸肌无力。

2. 肌肉活检显示病变的横纹肌纤维变性、坏死、被吞噬、再生以及单个核细胞的浸润等。

3. 血清肌酶谱（如 CK、AST、LDH、ALD 等）增高。

4. 肌电图有肌原性损害。

5. 皮肤特征性皮疹，包括上睑紫红色斑和以眶周为中心的水肿性紫红色斑（向阳性皮疹）；掌指关节和近端指间关节伸面的红斑性鳞屑性疹（Gottron 疹）；甲根皱襞毛细血管扩张性斑；肘膝关节伸面，上胸“V”字区鳞屑性红斑皮疹和面部皮肤异色病样改变。

判断标准：

（1）确诊皮肌炎，符合前 3 ~ 4 项标准以及第 5 项标准。

（2）确诊多发性肌炎，符合前 4 项标准但无第 5 项标准。

（3）可能皮肌炎，符合前 4 项中的 2 项标准及第 5 项标准。

（4）可能多发性肌炎，符合前 4 项中的 3 项标准，但无第 5 项标准。

（六）1986 年 8 月美国 Gordon Sharp 诊断混合结缔组织病标准

1. 主要指标

（1）肌炎（重度）。

（2）肺部受累：CO 弥散功能<70%，肺动脉高压，肺活检示增殖性血管损伤。

（3）雷诺现象或食管蠕动功能降低。

（4）肿胀手或手指硬化。

（5）抗 ENA≥1：10000，抗 μ_1RNP 抗体（+）及抗 Sm 抗体（-）。

2. 次要指标

（1）脱发。

（2）白细胞减少<4×10^9/L。

（3）贫血：血红蛋白女性<100g/L，男性<120g/L。

（4）胸膜炎。

（5）心包炎。

（6）关节炎。

（7）三叉神经病变。

（8）颈部红斑。

（9）血小板减少<100×10^9/L。

（10）肌炎（轻度）。

（11）有手背肿胀既往史。

判断标准：

（1）确诊：4 项主要临床指标加血清学抗 μ_1RNP 抗体（+）和抗 ENA 抗体滴度≥1：4000，需除外抗 Sm 抗体（+）。

（2）可能诊断：①3 项主要临床指标；②2 项主要临床指标［（1）、（2）或（3）］和 2 项次要临床指标及抗 μ_1RNP 抗体（+）和抗 ENA 抗体滴度≥1：1000。

（3）可疑诊断：①3 项主要临床指标，可不要求抗 μ_1RNP 抗体（+）及抗 ENA 滴度；②2 项主要临床指标及抗 μ_1RNP 抗体（+）和抗 ENA 抗体滴度≥1：100；③1 个主要临床指标或 3 个次要临床指标及抗 μ_1RNP 抗体（+）和抗 ENA 抗体滴度≥1∶100。

（七）2002 年修订的干燥综合征国际诊断标准和 2012 ACR 最新分类标准

1. 2002 年修订的干燥综合征国际诊断标准

Ⅰ. 口腔症状:3 项中有 1 项或 1 项以上。

(1) 每日感到口干持续 3 个月以上。

(2) 成年后腮腺反复或持续肿大。

(3) 吞咽干性食物时需要水帮助。

Ⅱ. 眼部症状:3 项中有 1 项或 1 项以上。

(1) 每日感到不能忍受的眼干持续 3 个月以上。

(2) 有反复的沙子进眼或砂磨感觉。

(3) 每日需用人工泪液 3 次或 3 次以上。

Ⅲ. 眼部体征:下述检查任 1 项或 1 项以上阳性。

(1) Schirrmer Ⅰ试验(+)（≤5mm/5 分)（不采用角膜麻醉方法）;

(2) 角膜染色(+)(≥4 van Bijsterveld 计分法)。

Ⅳ. 组织学检查:下唇腺病理示淋巴细胞灶≥1。

Ⅴ. 唾液腺受损:下述检查任 1 项或 1 项以上阳性。

(1) 唾液流率(+)(≥1.5ml/15 分)(不刺激法)。

(2) 腮腺造影(+)。

(3) 唾液腺放射性核素检查(+)。

Ⅵ. 自身抗体:抗 SSA 或抗 SSB(+)（双扩散法）。

(1) 原发性干燥综合征:无任何潜在疾病的情况下,有下述 1)或 2)则可诊断。

1) 符合上述条目中 4 条或 4 条以上,但必须含有条目Ⅳ（组织学检查）和条目Ⅵ（自身抗多体）。

2) 条目Ⅲ、Ⅳ、Ⅴ、Ⅵ4 条中任 3 条阳性。

(2) 继发性干燥综合征:患者有潜在的疾病（如任一结缔组织病,符合上述条目Ⅰ和Ⅱ中任 1 条,同时符合条目Ⅲ、Ⅳ、Ⅴ中任 2 条）。

(3) 必须除外:颈头面部放疗史、丙肝病毒感染、AIDS、淋巴瘤、结节病、GVH 病、抗乙酰胆碱药的应用(如阿托品、莨菪碱、溴丙胺太林、颠茄等)。

2. 2012 ACR 最新分类标准:具有干燥综合征相关症状和体征的患者如果能满足以下3条标准中至少2条即可诊断。

(1) 抗SSA和(或)抗SSB阳性(或RF阳性和ANA滴度大于320)。

(2) 唇腺活检显示灶性淋巴细胞浸润性唾液腺炎,每 $4mm^2$ 具有1个及1个以上的淋巴灶。

(3) 眼着色评分≥3的角结膜炎,过去5年内没有用过含氨基葡萄糖类的眼药,并未进行角膜或睑结膜的手术。

由于具有重叠的特征或者干扰检查结果,具有下列疾病的患者应该排除在干燥综合征研究和临床研究之外:颈头面部放疗史、丙肝病毒感染、AIDS、结节病、淀粉样变病、移植物抗宿主病、IgG4相关性疾病。

(八) 脊柱关节病诊断标准

1. 欧洲脊柱关节病研究组(ESSG)分类标准:炎性脊柱痛或非对称性滑膜炎(以下肢为主)加下述任何1项。①阳性家族史;②银屑病;③炎性肠病;④交替臀部痛;⑤附着点炎。

2. Amor 标准(1991)

临床症状及过去史	
腰或背晚间痛,腰或背晨僵	1分
非对称性少关节炎	2分
左右臀区交替痛	1分或2分
腊肠样指或趾	2分
足跟痛或其他肯定附着点痛	2分
虹膜炎	2分
非淋球菌性尿道炎或宫颈炎同时发生或1个月前发生过	1分
急性腹泻或1个月前发生过腹泻	1分
病史有银屑病和(或)龟头炎和(或)炎性肠病	2分

续表

影像学表现	
骶髂关节炎(双侧2级以上,单侧3级以上)	3分
遗传背景	
HLA-B27阳性和(或)家族强直性脊柱炎,瑞特综合征葡萄膜炎,银屑病,炎性肠病	2分
治疗反应	
用NSAID后症状明显进步,停药后疼痛复发	2分

12项积分至少达6分者可诊断脊柱关节病。

3. 1966年强直性脊柱炎的纽约标准

(1) 腰部前弯、后仰、侧弯的3个方向活动受限。

(2) 腰背痛史或现症。

(3) 第4肋间隙测量胸廓活动度<2.5cm。

骶髂关节炎的X线分级(0~4):0级为正常;1级为可疑变化;2级为轻度异常,可见局限性侵蚀、硬化,但关节间隙无改变;3级为明显异常,为中度或进展性骶髂关节炎,伴有以下1项或1项以上改变:侵蚀、硬化、关节间隙增宽、狭窄或部分强直;4级为严重异常,完全性关节强直。

凡具有3~4级的双侧骶髂关节炎并伴有上述任一症状者,或有3~4级的单侧骶髂关节炎,或2级的双侧骶髂关节炎伴有第1或同时有第2或第3条症状者,可确诊为强直性脊柱炎。无临床症状的双骶髂关节炎则可能为强直性脊柱炎。

4. ASAS关于中轴型SpA的分类标准

(1) 起病年龄<45岁和腰背痛≥3个月的患者。

(2) 影像学提示骶髂关节炎加上≥1个下述的SpA特征或HLA-B27阳性加上≥2个下述的SpA特征

1) 炎症性背痛。

2) 关节炎。

3) 起止点炎(跟腱)。

4) 眼葡萄膜炎。

5）指(趾)炎。

6）银屑病。

7）克罗恩病/溃疡性结肠炎。

8）对 NSAIDs 反应良好。

9）SpA 的家族史。

10）HLA-B27 阳性。

11）CRP 升高。

5. ASAS 关于外周型 SpA 的分类标准:关节炎或起止点炎或指(趾)炎加上≥1 个 SpA 特征:葡萄膜炎、银屑病、克罗恩病/溃疡性结肠炎、发病前有感染、HLA-B27 阳性、影像学见骶髂关节炎。或加上≥2 个其他 SpA 特征:关节炎、起止点炎、指(趾)炎、曾经有炎症性背痛病史、SpA 家族史。

（九）1990 年美国风湿病学会结节性多动脉炎分类诊断标准

1. 体重下降≥4kg(病初即有体重下降≥4kg,除外节食或其他原因)。

2. 网状青斑(四肢或躯干呈斑点或网状斑)。

3. 睾丸疼痛或触痛(除外由于感染、外伤或其他原因所致的睾丸疼痛或压痛)。

4. 肌痛、无力或下肢触痛(弥漫肌痛、除外肩胛带和髂关节带、肌无力或下肢肌触痛)。

5. 单神经病或多神经病。

6. 舒张压≥12. 0kPa(90mmHg)。

7. 肌酐、尿素氮水平升高(血尿素氮≥14. 3mmol/L 或肌酐≥132. 7μmol/L),除外脱水或梗阻因素。

8. 乙型肝炎病毒(血清中检测到 HBsAg 或 HBsAb)。

9. 血管造影异常(包括内脏血管动脉瘤或阻塞,除外动脉硬化、肌纤维发育不良或其他非炎症性原因)。

10. 中小动脉活检(病理示动脉壁内有粒细胞或粒细胞及单核细胞浸润)。

10 条中有 3 条或 3 条以上者可诊断结节性多动脉炎。

（十）1990 年美国风湿病学会韦格纳肉芽肿分类标准

1. 鼻或口腔炎症:痛或无痛性口腔溃疡、脓性或血性鼻腔分泌物。

2. 胸部影像学异常:胸片示结节、固定浸润灶或空洞。

3. 尿沉渣异常:镜下血尿(红细胞>5/高倍镜视野)或出现红细胞管型。

4. 病理:动脉壁或动脉及小动脉周围或外部区域示肉芽肿性炎症。

符合2条或2条以上标准可诊断为韦格纳肉芽肿。

（十一）1990年美国风湿病学会巨细胞动脉炎分类诊断标准

1. 发病年龄≥50岁。

2. 新出现的或新类型的头痛。

3. 颞动脉压痛或搏动减弱,与颈动脉硬化无关。

4. 血沉≥50mm/h(Westergren法)。

5. 动脉活检标本可见以单核细胞浸润为主的血管炎或肉芽肿,常有多核巨细胞。

符合上述3项或3项以上标准可诊断巨细胞动脉炎。

（十二）风湿性多肌痛诊断标准

1. 年龄≥50岁。

2. 颈、肩胛带及骨盆带3处易患部位中至少2处出现肌肉疼痛和晨僵,病程≥1周。

3. 血沉明显增快、C反应蛋白升高。

4. 受影响肌肉无红、肿、热,亦无肌力减退或肌萎缩。

5. 排除类似风湿性多肌痛的其他疾病,如类风湿关节炎、慢性感染、多发性肌炎、恶性肿瘤等。

6. 对小剂量糖皮质激素(相当于泼尼松10mg/d)反应良好。

严格符合上述6项可诊断风湿性多肌痛。

（十三）1990年美国风湿病学会Churg-Strauss综合征分类诊断标准

1. 哮喘呼气性弥漫性高调啰音史。

2. 白细胞分类嗜酸粒细胞>10%。

3. 单或多发性神经炎。

4. X 线片显示非固定性肺内浸润。

5. 鼻窦炎。

6. 活检显示小动脉、微动脉或微静脉壁外组织有嗜酸粒细胞聚集。

符合 4 项或 4 项以上标准可诊断。

（十四）1990 年美国风湿病学会大动脉炎分类标准

1. 发病年龄<40 岁。

2. 间歇跛行。

3. 臂动脉搏动减弱。

4. 两上肢收缩压差>2.67kPa(20mmHg)。

5. 锁骨下动脉与主动脉连接区有血管杂音。

6. 动脉造影异常。

6 项中符合 3 项或 3 项以上者可诊断大动脉炎。

（十五）1991 年国际协作组白塞病诊断标准

1. 必要条件:复发性口腔溃疡,在 1 年内观察到至少 3 次口疮样溃疡。

2. 加上以下 4 条中的 2 条

(1) 复发性生殖器溃疡(目前或病史中观察到溃疡或瘢痕)。

(2) 眼损伤(前、后葡萄膜炎,或眼科医师用裂隙灯查到玻璃体有细胞,或视网膜血管炎)。

(3) 皮肤损伤[结节红斑(医师或患者观察到)或假毛囊炎,脓性丘疹或痤疮样结节(见于青春发育期后,未服激素者)]。

(4) 针刺试验阳性(由医师在 24~48 小时判断)。

（十六）1992 年美国心脏病学会诊断风湿热的修订 Jones 标准

1. 主要表现:①心脏炎;②多关节炎;③舞蹈病;④环形红斑;⑤皮下小结。

2. 次要表现:①关节痛;②发热;③血沉加快;④C 反应蛋白阳性;⑤心电图上 PR 间期延长。

3. 支持新近链球菌感染证据：①咽拭子链球菌培养阳性或快速链球菌抗原试验阳性；②增高或逐渐增高的链球菌抗体滴度（抗链球菌溶血素O、抗去氧核糖核酸酶B、抗透明质酸酶或抗链球菌激酶）。

判断标准：如有支持新近A族链球菌感染证据之一，符合2条主要表现或1条主要表现加2条次要表现，提示风湿热。有下列3种情况者可不必严格执行该诊断标准：①舞蹈病。②隐匿发病或缓慢发展的心脏炎。③有风湿病史或现患风湿性心脏病，当再感染A族乙型溶血性链球菌时，有风湿热复发的高度危险性者。

（十七）1976年McAdam复发性多软骨炎诊断标准

1. 双侧耳软骨炎。

2. 非侵蚀性、血清阴性的炎性多关节炎。

3. 鼻软骨炎。

4. 眼部炎症（结膜炎、角膜炎、巩膜炎或巩膜外层炎、葡萄膜炎）。

5. 呼吸道软骨炎[喉和（或）气管软骨]。

6. 耳蜗或前庭功能障碍[感觉神经性听力丧失、耳鸣或眩晕]。

具备3条或以上临床表现者可确定多软骨炎诊断。不足3条者需作活组织检查。活组织检查以耳、鼻或呼吸道软骨为宜。

（十八）1988年国际川崎病研讨会诊断标准

1. 发热5天以上。

2. 以下5项症状中存在4项者：①双侧结膜充血；②口腔黏膜改变，包括口腔黏膜及咽部弥漫性充血、草莓舌及口唇干裂；③四肢末端改变，包括手足硬肿、手掌潮红及指（趾）端脱皮；④皮疹、躯干部多形性红斑；⑤颈淋巴结肿大。

3. 除外其他疾病，如猩红热、发热出疹性病毒感染、全身型类风湿病、渗出性多形性红斑及其他血管炎综合征。

判断标准：发热为必备条件，再加上5项症状中4项者，排除其他疾病即可诊断为川崎病。如5项症状中只具备3项，则需经二维超声心动图或冠状动脉造影证实有冠状动脉瘤，亦可诊断本病。

（十九）1977 年美国风湿病学会急性痛风性关节炎分类标准

1. 关节液中有特异的尿酸盐结晶体。

2. 有痛风石，用化学方法或偏振光显微镜观察证实含有尿酸盐结晶。

3. 具备下列临床、实验室和 X 线征象等 12 条中的 6 条者。

（1）一次以上的急性关节炎发作；

（2）炎症表现在 1 天内达到高峰；

（3）单关节炎发作；

（4）观察到关节发红；

（5）第 1 跖趾关节疼痛或肿胀；

（6）单侧发作累及第 1 跖趾关节；

（7）单侧发作累及跗骨关节；

（8）可疑的痛风石；

（9）高尿酸血症；

（10）关节内非对称性肿大（X 线摄影）；

（11）骨皮质下囊肿不伴有骨质侵蚀（X 线摄影）；

（12）关节炎症发作期间，关节液微生物培养阴性。

（二十）Aiarcon-Segovia 等抗磷脂综合征诊断标准

1. 肯定诊断

（1）有 2 个或 2 个以上的下列临床表现：①复发性自发性流产；②静脉血栓；③动脉闭塞；④下肢溃疡；⑤网状青斑。

（2）伴有高水平的抗磷脂抗体（IgG 和 IgM）。

2. 可能诊断：1 个临床表现和高滴度的抗磷脂抗体，或 2 个及 2 个以上临床表现和低滴度的抗磷脂抗体（IgG 和 IgM）。

（二十一）1990 年纤维肌痛综合征分类标准

1. 持续 3 个月以上的全身性疼痛：身体的左、右侧，腰的上、下部及中轴骨骼（颈椎、前胸、胸椎或下背部）等部位同时疼痛时才认为是全身性疼痛。

2. 用拇指按压（按压力约 4kg）18 个压痛点中至少有 11 个

疼痛。这 18 个(9 对)压痛点部位是:枕骨下肌肉附着处;斜方肌上缘中点;第 5 ~ 7 颈椎横突间隙的前面;冈上肌起始部,肩胛棘上方近内侧缘;肱骨外上髁远端 2cm 处;第 2 肋骨与软骨交界处,恰在交界处外侧上缘;臀外上相限,臀肌前皱襞处;大粗隆后方;膝内侧脂肪垫关节折皱线的近侧。

同时满足上述 2 个条件者,可诊断为纤维肌痛综合征。

(二十二) 1992 年日本成人斯蒂尔病初步诊断标准

1. 主要指标:①发热>39℃,并持续 1 周以上;②关节痛持续 2 周以上;③典型皮疹;④白细胞增高≥10×10^9/L,包括中性粒细胞≥0.80。

2. 次要指标:①咽痛;②淋巴结和(或)脾大;③肝功能异常;④RF(-)和 ANA(-)。

3. 排除:①感染性疾病(尤其是败血症和传染性单核细胞增多症);②恶性肿瘤(尤其是恶性淋巴瘤、白血病);③风湿病(尤其是多发性动脉瘤、有关节外征象的风湿性血管炎)。

以上诊断指标中符合 5 项或更多,且其中 2 项以上为主要指标就可诊断成人斯蒂尔病,但需排除所列疾病。

(二十三) 骨关节炎诊断标准(目前采用 ACR 1995 年修订的诊断标准)

1. 手 OA 分类标准(临床标准)

(1) 近 1 个月大多数时间有手关节疼痛,发酸,发僵。

(2) 10 个指间关节中,有骨性膨大的关节≥2 个。

(3) 掌指关节肿胀≤2 个。

(4) 远端指间关节骨性膨大>2 个。

(5) 10 个指间关节中,畸形关节≥1 个。

满足(1)+(2)+(3)条或(1)+(2)+(3)+(5)条可诊断手 OA。

2. 膝 OA 分类标准

临床标准:

(1) 近 1 个月大多数时间有膝关节疼痛。

(2) 有骨摩擦音。

(3) 晨僵时间≤30 分钟。

(4) 年龄≥38 岁。

(5) 有骨性膨大。

满足(1)+(2)+(3)+(4)条或(1)+(2)+(5)条或(1)+(4)+(5)条者可诊断膝 OA。

临床+影像学+实验室标准:

(1) 近 1 个月大多数时间有膝关节疼痛。

(2) X 线示骨赘形成。

(3) 关节液检查符合 OA。

(4) 年龄≥40 岁。

(5) 晨僵≤30 分钟。

(6) 有骨摩擦音。

满足(1)+(2)条或(1)+(3)+(5)+(6)条或(1)+(4)+(5)+(6)条者可诊断膝 OA。

3. 髋 OA 分类标准

临床标准:

(1) 近 1 个月大多数时间有髋痛。

(2) 内旋<15°。

(3) ESR<45mm/h。

(4) 屈曲<115°。

(5) 内旋>15°。

(6)晨僵时间<60 分钟。

(7) 年龄>50 岁。

(8) 内旋时疼痛。

满足(1)+(2)+(3)条或(1)+(2)+(4)条或(1)+(5)+(6)+(7)+(8)条者可诊断髋 OA。

临床+影像学+实验室标准:

(1) 近 1 个月大多数时间有髋痛。

(2) ESR≤20mm/h。

(3) X 线示骨赘形成。

(4) X 线髋关节间隙狭窄。

(5) 晨僵≤30 分钟。

满足(1)+(2)+(3)条或(1)+(2)+(4)条或(1)+(3)+(4)

条者可诊断髋 OA。

（二十四）IgG4 相关性疾病的诊断标准

（1）临床上有单一或多脏器的弥漫性或特征性肿大、肿瘤、结节、肥厚的表现。

（2）血清 IgG4 水平升高≥135mg/dl。

（3）组织病理：①有明显的淋巴细胞、浆细胞浸润及纤维化；②$IgG4^+$浆细胞浸润：$IgG4^+$/IgG^+比在 40% 以上，且 $IgG4^+$细胞超过 10 个/HPF * 。

根据以上 3 个诊断项目的满足程度，判断是确诊[definite，满足(1)+(2)+(3)]、拟诊[probable，满足(1)+(3)]、疑诊[possible，满足(1)+(2)]。

（董凌莉）

四、风湿性疾病常用药物

（一）非甾体消炎药

1. 阿司匹林(aspirin)(乙酰水杨酸，醋柳酸，acetylsalicylic acid)

0.3g，0.5g/Tab 解热　0.3～0.6g t. i. d

消炎、抗风湿　0.6～1.0g t. i. d～q. i. d

2. 二氟尼柳(diflunisal)(二氟苯水杨酸)

0.25g，0.5g/Tab　开始剂量 0.5g b. i. d

维持剂量　0.25g b. i. d

3. 贝诺酯(benorilate)(扑炎痛，benoral)

0.5g/Tab　0.5～1.5g　t. i. d～q. i. d

4. 对乙酰氨基酚(paracetamol)(扑热息痛，百服宁，必理通，泰诺林)

0.3g，0.5g/Tab　0.3～0.6g　t. i. d

* HPF 表示高倍视野。

5. 吲哚美辛(indometacin)(消炎痛,indomethacin,indocin)

(1) 25mg/Tab,Cap　25 ~ 50mg　t. i. d

(2) 控释片 (意施丁)25mg,75mg/Tab　25 ~ 75mg　q. d ~ b. i. d

6. 舒林酸(sulindac)(奇诺力,枢力达,clinoril)

0. 1g,0. 2g/Tab　0. 1 ~ 0. 2g　b. i. d

7. 阿西美辛(acemetacin)

(1) 30mg/Cap　30mg　t. i. d

(2) 缓释胶囊

优妥(rantudil)90mg/Cap　90 ~ 180mg　q. d

8. 氨糖美辛(antangmeixin)

含吲哚美辛 25mg/Tab,盐酸氨基葡萄糖 75mg/Tab　1 ~ 2Tab　q. d ~ b. i. d

9. 吲哚拉新(indolacinum)(桂美辛,cinmetacin)

0. 15g/Cap　0. 15 ~ 0. 3g　t. i. d

10. 布洛芬(ibuprofen)(异丁洛芬,Brufen)

(1) 0. 1g,0. 2g/Tab　0. 2g　t. i. d ~ q. i. d

(2) 缓释胶囊

芬必得(fenbid)　0. 3g/Cap　0. 3g　b. i. d

(3) 控释片

芬尼康　0. 3g/Tab　0. 3 ~ 0. 6g　b. i. d

11. 酮洛芬(ketoprofen)(苯酮苯丙酸,酮基布洛芬,优洛芬,profenid)

50mg/Tab,Cap 50mg　t. i. d

12. 芬布芬(fenbufen)(联苯丁酮酸)

0. 3g/Tab,0. 15g/Cap　0. 6g　q. n

13. 卡洛芬(carprofen)(炎易妥,imadyl)

0. 15g/Tab　0. 15g　b. i. d

14. 吡洛芬(pirprofen)(灵加消,rengasil)

0. 2g,0. 4g/Cap　0. 2 ~ 0. 4g　b. i. d

0. 4g/Amp 0. 4　i. m. (深)　q. d

15. 非诺洛芬(fenoprofen)(苯氧布洛芬)

0. 3g/Tab,Cap　0. 3 ~ 0. 6g　b. i. d ~ q. i. d

16. 阿明洛芬(alminoprofene)(必灭风,minalfene)

0. 15g,0. 3g/Tab　0. 15 ~ 0. 3g　b. i. d 或 t. i. d

17. 氯芬那酸(clofenamic acid)(氯灭痛,抗风湿灵)

0. 2g/Tab　0. 2 ~ 0. 4g　t. i. d

18. 甲芬那酸(mefenamic acid)(甲灭酸,扑湿痛,penstel)

0. 25g/Tab　0. 25g　q. i. d

19. 甲氯芬那酸(meclofenamic acid)(甲氯灭酸,抗炎酸)

50mg, 100mg/Cap　100mg　t. i. d 或 q. i. d

20. 氟芬那酸(flufenamic acid)(氟灭酸)

0. 1g/Tab,0. 2g/Cap　0. 2g　t. i. d

21. 依托芬那酯(etofenamate)(优迈, rheumon)

20g/支　涂患处　t. i. d ~ q. i. d

22. 双氯芬酸(diclofenac)(双氯灭痛, 扶他林, 奥尔芬, voltaren, olfen)

(1) 25mg,50mg/Tab　25 ~ 50mg　b. i. d ~ t. i. d

(2) 50mg/Supp 50mg　p. rect　b. i. d

(3) 75mg/Amp 75mg　i. m.　q. d

(4) 20g/Emul 2 ~ 4g　ad us. ext　t. i. d ~ q. i. d

(5) 缓释片:迪克乐克(diclac)　75mg/Tab　75mg　q. d ~ b. i. d

(6) 缓释胶囊:

英太青(antine)　50mg/Cap　50mg　b. i. d

戴芬　75mg/Cap　75mg　q. d

23. 双氯芬酸钠-米索前列醇(diclofenac sodium misoprostol)(奥湿克,arthrotec)

Tab　1 Tab　b. i. d

24. 双氯芬酸钾(diclofenac potassium)(凯扶兰,kef1an)

25mg/Tab　25 ~ 50mg　t. i. d

25. 萘普生(naproxen)(甲氧萘丙酸,消痛灵,naprosyn, proxen)

①0. 1g,0. 25g/Tab　开始 0. 4g　b. i. d

维持 0. 2g　b. i. d

②缓释片/胶囊

帕诺丁,适洛特　0. 5g/Tab, 0. 25g/Cap　0. 5g　q. d

26. 萘丁美酮(nabumetone)(萘普酮,普来定,瑞力芬)

0. 25g/Tab,0. 5g/Cap　1. 0g　q. n

27. 咪唑酯(imidazate)

0. 5g,0. 75g/Tab　0. 5 ~ 1. 5g　q. d ~ b. i. d

28. 环氯茚酸(britai)(clidanac)

15mg/Tab　15mg　b. i. d ~ t. i. d

29. 非普拉宗(feprazone)(戊烯苯唑酮,戊烯保泰松,methrazone)

0. 1g/Tab　0. 1 ~ 0. 2g　b. i. d

30. 尼美舒利(nimesulide)(怡美力)

0. 1g/Tab　0. 1g　b. i. d

31. 恶丙嗪(oxaprozin)(奥克清)

0. 2g/Tab　0. 4g　q. d

32. 乐松(loxonin)(洛索洛芬钠,loxoprofen sodium)

60mg/Tab,60mg　t. i. d

33. 塞来昔布(celecoxib)(西乐葆,celeblex)

0. 2g/Cap　0. 1 ~ 0. 2g　b. i. d

34. 依托考昔(Etoricoxib)(安康信)

60mg,120mg/Tab　60 ~ 120mg　q. d

35. 罗非昔布(rofecoxib)(万络,vioxx)

25mg/Tab　12. 5 ~ 25mg　q. d

36. 吡罗昔康(piroxicam)(炎痛喜康,吡氧噻嗪,feldene)

20mg/Tab　20mg　q. d ~ b. i. d

20mg/Amp　20mg　i. mq. d

37. 洛尔定　含吡罗昔康

10g/Gel　涂患处　b. i. d ~ t. i. d

38. 美洛昔康(meloxicam)(莫比可,mobic)

7. 5mg/Tab　7. 5 ~ 15mg　q. d

39. 氯诺昔康(lornoxicam)(可塞风,xafon)

4mg/Tab　8mg　q. d ~ b. i. d

8mg/Amp　8mg　im q. d ~ b. i. d

40. 依托度酸(etodolac)(罗丁,lodine)

0.4g/Tab　0.4 ~ 1.0g　q.d

41. 艾瑞昔布(Imrecoxib)

100mg/Tab　100mg　q.d ~ b.i.d

（二）糖皮质激素

1. 常用糖皮质激素制剂

（1）醋酸可的松(cortisone acetate)

5mg, 25mg/Tab

50mg, 125mg, 250mg/Amp

（2）氢化可的松(hydrocortisone, cortisol)

50mg/支 粉针剂

（3）泼尼松(prednisone)(强的松,去氢可的松,dehydrocortisone)

5mg/Tab

（4）泼尼松龙(prednisolone)(强的松龙,氢化泼尼松,pediapred, deltahyolrocortisone)

醋酸泼尼松龙 5mg/Tab, 10mg, 25mg/Amp

琥珀酸泼尼松龙 25mg, 50mg/Amp

（5）甲泼尼龙(methylprednisolone)(甲基强的松龙,美卓乐)

4mg/Tab

40mg, 500mg/瓶

（6）地塞米松(desamethasone)

0.75mg/Tab

5mg/Amp

（7）培他米松(betemethasone)

0.5mg/Tab

1.5mg/Amp

2. 常用糖皮质激素制剂比较(等效剂量)。

氢化可的松 20mg = 可的松 25mg = 泼尼松 5mg

= 泼尼松龙 5mg = 甲基泼尼松龙 4mg = 去炎松 4mg

= 地塞米松 0.75mg = 倍他米松 0.75mg

（三）免疫抑制剂

1. 甲氨蝶呤(methotrexate, MTX)(氨甲蝶呤, amethopterin)

2.5mg/Tab　10～15mg　q. w

5mg/Amp　10～15mg 稀释后 iv　q. w

2. 硫唑嘌呤(azathioprine, AZP)(依木兰, imuran)

50mg/Tab　50～100mg　q. d

3. 环磷酰胺(cyclophosphamide, CTX)(安道生)

50mg/Tab　50～100mg　q. d.

0.1g, 0.2g/Amp　0.1～0.2g　稀释后 i. v　q. o. d

冲击治疗　0.5～1g/m^2　i. v drip　每个月 1 次

4. 氯喹(chloroquine)

0.25g /Tab　0.25g q. d

5. 羟氯喹(hydroxychloroquine)(纷乐、赛能)

0.1g/Tab　0.1～0.2g　q. d～b. i. d

6. 来氟米特(leflunomide)(爱诺华、关平、妥抒)

10mg/Tab　10mg　b. i. d

7. 麦考酚酸酯(mycophenolate mofetil)(骁悉, cellcept 赛斯平)

0.25g, 0.5g/Tab　0.5～1.5g　b. i. d

8. 环孢素 A(ciclosporin A, CsA)(田可, 新山的明)

25mg, 50mg/Cap　0.2～0.3g　q. d

9. 青霉胺(penicillamine)

0.125g, 0.25g/Tab　0.125～0.25g　b. i. d

10. 金诺芬(auranofin)(瑞得, ridaura)

3mg/Tab, Cap　3mg　b. i. d

11. 柳氮磺吡啶(sulfasalazine)(水杨酸偶氮磺胺吡啶)

0.25g/Tab　开始 0.25g, 渐增到 1.0g　t. i. d

12. 雷公藤(tripterygium wilfordii hook. f., TWH)

Tab　1～2 Tab　b. i. d～t. i. d

13. 雷公藤总苷(tripterygium glycosides)(雷公藤多苷)

10mg/Tab　10mg　t. i. d

14. 昆明山海棠(tripterygium hypoglaucum hutch)

0. 25g/Tab　0. 5 ~ 0. 75g　t. i. d

15. 黄藤Ⅱ号

Tab　5 Tab　b. i. d

16. 正清风痛宁(含青风藤)

20mg/Tab　开始 20mg,渐增到 60 ~ 80mg　t. i. d

50mg/Amp　25 ~ 50mg　imb. i. d

(四) 抗痛风药

1. 秋水仙碱(colchicine)

0. 5mg/Tab　首剂 1mg,以后 0. 5mg,q2h (至症状缓解或出现胃肠道症状或总量 3mg)

维持量 0. 5 ~ 1mg　q. o. d ~ q. d

2. 别嘌醇(allopurinol)(别嘌呤醇,isopurinol,zyloprim,zyloric)

0. 1g/Tab　0. 1g　b. i. d ~ t. i. d

3. 丙磺舒(probenecid)(羧苯磺胺,probalan, benemid)

0. 25g,0. 5g/Tab　0. 25 ~ 0. 5g　b. i. d

4. 苯溴马隆(bensbromarone)(立加利仙)

50mg/Tab　50mg　q. d

5. 磺吡酮(sulfinpyrazone)(苯磺唑酮,硫氧唑酮,anturan)

0. 1g/Tab　0. 1 ~ 0. 2g　b. i. d

6. 非布司他(Febuxostat)

40mg,80mg/Tab　40 ~ 80mg　q. d

(五) 抗骨质疏松药

1. 钙尔奇 D600 (caltrate with vitamin D)

含碳酸钙 1. 5g/Tab,维生素 D 125IU/Tab　1 ~ 2Tab　q. d

2. 氨基酸螯合钙胶囊(乐力, osteoform)

Cap　1 ~ 2Cap　q. d

3. 枸橼酸钙(calcium citrate)(司特立)

0. 5g/Tab　1. 0g　t. i. d

4. 葡萄糖酸钙(calcium gluconate)

0. 5g/Tab　0. 5 ~ 2. 0g　t. i. d

5. 乳酸钙（calcium lactate）

0. 5g/Tab　0. 5～1. 0g　t. i. d

6. 迪巧(D-Cal)(维 D 钙咀嚼片)

含碳酸钙 750mg/Tab,维生素 D 100U/Tab　2Tab　q. d

7. 阿仑磷酸钠(sodium alendronate)(福善美，固邦安伦)

5mg，170mg/Tab　10mg 70mg　q. w

8. 骨化三醇（calcitriol)(罗盖全,rocaltrol)

0. 25μg /Cap　0. 25～0. 5μg　q. o. d～q. d

9. 阿法骨化醇（alfacalcidol)(阿法迪三)

0. 25μg，0. 5μg/Cap　0. 5～1. 0μg　q. d

10. 降钙素(calcitonin)(密钙息)

50IU,100IUX12 喷/瓶(鼻喷雾剂)　50～100U 喷鼻 q. o. d～q. d

50IU，100IU/Amp　50～100IU　i. m　q. o. d～q. d

（六）生物制剂

1. 重组人Ⅱ型肿瘤坏死因子受体-抗体融合蛋白(rhTNFR:Fc)(益赛普,恩利)

12. 5mg,25mg/瓶　25mg,i. h. ,每周 2 次 或 50mg,i. h. ,每周 1 次

2. 英夫利西单抗（Remicade)(类克)

100mg/瓶

治疗 AS 的推荐用法:5mg/kg,i. vdrip,首次注射后于第 2、6 周重复注射相同剂量,此后每隔 6 周注射相同剂量。

治疗 RA 的推荐用法:3mg/kg,i. vdrip,首次注射后于第 2、6 周重复注射相同剂量,此后每隔 8 周注射相同剂量。

3. 阿达木单抗（Humira)(修美乐)

40mg/0. 8ml/盒　40mg,i. h. ，每 2 周 1 次

（七）其他

1. 双醋瑞因(diacerein capsules)(安必丁)

50mg/Tab　50mg　bid

2. 强筋松(spantol)

0. 2g/Tab　0. 2～0. 4g　t. i. d

3. 帕歌斯风湿乐(pagosid)

410mg/Tab　820mg　t. i. d

4. 硫酸氨基葡萄糖(glucosamine sulfate)(维固力,谷力 viartril-s)

0. 25g/Tab　0. 25 ~ 0. 5g　t. i. d

5. 帕夫林(白芍总苷)

0. 3g/Cap　0. 6g　b. i. d ~ t. i. d

(董凌莉)